ISTERECTOMIA

Il problema sociale di un abuso contro le donne

Mariarosa Dalla Costa / Giuseppe Perillo / Daria Minucci / Paolo Benciolini / Riccardo Samaritani

医学の暴力にさらされる女たち

イタリアにおける子宮摘出

マリアローザ・ダラ・コスタ 編著
勝田由美・金丸美南子 訳 / 解説 大橋由香子 / 協力 佐々木静子

インパクト出版会

医学の暴力にさらされる女たち　目次

すべての女性と医師たちへ

貴重な証言や知恵を授け、本書の執筆を助けてくれた多くの人々に感謝する。
とくに、統計資料を整理してくれたマリア・カスティリョーニ博士に。

凡例
原注、訳注とも章ごとに付し、本文中では原注番号を（1）（2）……、訳注番号を※1※2……で示した。
なお、第3章では、原著者による文献注が〔1〕〔2〕…で示してある。

序文

本書は、関連統計や女性たちの経験から明らかになる、西洋先進諸国における子宮摘出とそのゆきすぎた横行を論じようとするものである。子宮摘出は、今世紀にはじまったことではない。今世紀になって一般化されたのである。すでに一九世紀の欧米諸国では、当時の外科医療では患者の生存がほとんど保証されなかったために比較にならないほどわずかな頻度ではあるものの、子宮摘出、卵巣摘出、性器切除が、子宮の病気のせいなどではまったくない、多様で不確定な女性の肉体的不調に対し、変則的な外科治療として行われていた。これらは基本的に、女性に対する刑罰の一種であり、女性の行動を管理する道具であり、女性という性に対する男性の恐怖を祓い清める儀式であり、女性を支配しようとするものである。

現代医学には、歴史が「魔女狩り」として記録した最大の女性殺し、一四世紀から一七世紀にかけて残忍な拷問の果てに数十万人の産婆や祈祷師やその他の不運な女性たちを火刑に処したそれをうけつぐような営みが、まだいかに多いことか！　こうした女性たちのすべては様々な形で、勃興期の資本主義が要請する家族規範や男性の権威に対し、不服従の罪を宣告された。火刑の薪のうえで、女性たちの体と医療に関する知識が焼かれ、国家と教会の監視のもとで、男性の職業としての産婦人科医と「科学」がこれにとってかわった。これは過去の歴史だろうか？　それとも、子宮摘出を促す様々な理由のなかには、肉体を女性の肉体たらしめるものを収奪し、破壊し、死にすら至らしめて征服する男性の支配欲が、多少とも潜在しているのだろうか？　この意味で我々は、数世紀にわたる歴史を考察した。女性の歴史上決定的で、すでに多くの研究者による豊富な分析がなされた事態の、はるかな起源を思いおこすために。公式科学としての医学、とくに産婦人科学の反―女性的起源はすでに明らかだが、それでも急がなければならない。女性たちが自らの権利を、とくに無意味な苦痛を払いつづけなくてもよい権利をますます要求しているのだから。

それゆえ、我々は現在に焦点をあて、現時点での正当性、現在の無益な苦痛、男女ひとりひとりの権利の現状、現代医学が提起するものの信憑性、などを議論することにした。ぐずぐずしてはいられない。肉体はつねに人格と不可分であり、様々な「科学」が行う女性や生物のすべてに対する肉体への攻撃は、肉体に対する権利の主張を余儀なくさせる。自らの人生を過ごし、人間の権利、そして現に我々が議論している女性の権利として。自らの人生を過ごし、締めくくり、消滅させる関係の網目のなかで生きて死ぬ女性の権利と、彼女とともに生きる者たちの権利。我々は、ここで、ある肉体から他の肉体へ、ある人間から他の人間へとつらなる関係や結びつきのなかにある、すべての肉体を「社会的身体」とよび、社会的関係のなかで、各人の物理的肉体を自由に用いる権利として「人身の自由」（*habeas corpus*）を強調しよう。それは、死と通夜と哀悼と追憶の厳粛な瞬間まで保障されるべきものである。子宮摘出の横行による器官の不当な切除について話すつもりでいたのに、死や受胎や妊娠の際の器官や体の各部分の摘出とその利用という、穏便に解決されたとはいえない別の問題で、頭を悩ますことになった。こうしたことについては、体験者とともにできるだけ早く話をしたい。ここで、私がいう「人身の自由」とは、法や人権にもとづく正当な主張である以上に、ますます囲いこまれ、収奪されようとする肉体を、守ろうとする情熱である。肉体は器官の貯蔵庫でも、器官を部品に組み立てられたものでもない。肉体は人間に本来的に備わるもので、人間は、生きている限り肉体の完全性[※1]を守り、死に際してもそれを完全なものとして葬られるかけがえのない権利をもつ。

市民の「無言の同意」を根拠に器官の切除を認めるようないかなる法も容認されるべきでないのは、こうしたことのためなのである。

横行はなはだしい子宮摘出は、一種の社会問題となっている。そこで私は、「子宮摘出――女性と医学の関係における未解決の問題――」（於パドヴァ大学、一九九八年四月二三日）というテーマで会議を開催することにした。本書はその報告集である。この会議は、研究者、医師、司法関係者、医療従事者、子宮を摘出された患者や患者となるかもしれない女性たちの、意見をつきあわせる場をつくろうとするものだった。また、この試みは、国連人権宣言の五〇周年にあたり、かけがえのない基本的所有物として肉体の完全性を維持し、その完全性が医学の営みによってしかるべき保護を受けるように、市民の一員としての、すべての女性の権利に捧げられたものだった。この要請は、会議をつうじて広く共有されるところとなった。

しかし、子宮摘出の時期や理由の検証は、先進諸国のみにかかわる問題ではない。むしろ、一九九五年の第四回世界女性会議（北京）に提出された関係資料で一二の重要問題領域のひとつとされた、いわゆる女性の「リプロダクティブ・ヘルス」の問題に早急に含めるべきものである。こうした問題に女性たちや諸機関の運動は特別に対応するべきで、この会議の開催は、イタリア産婦人科学会主催の会議（一九九七年一二月、パレルモ）で子宮摘出の問題を報告したのと同様、私がフェミニストとして、また社会問題を明らかにするだけでなく、それに立ち向かい、可能ならばその解決に寄与しようと努める研究者として、続けるであろう活動の第一歩をしるそうとしたものだった。事実、戦争と死の戦略が、我々が苦労して生き、研究を行う基盤をますます侵食するなかで、死の生産に反対することは、抵抗する意志を失わずに「不可抗力の迷路」から出て思考し、行動することを今まで以上に必要としている。この迷路のなかで、多くの人々が、本書で扱う問題を問う可能性を放棄したのだ。

なぜ子宮摘出が問題となるのか？　今世紀において、多くの場合、卵巣摘出をともない、それを正当化するほど重大な病理を根拠としない子宮摘出の爆発的増加が、各国の婦人科学雑誌でまさに検証されているからである。今世紀における麻酔、抗凝血薬、抗生物質の利用とともに、この手術の頻度は増加し、統計上の数値は非常な当惑と疑問をよびおこした。米国では、子宮摘出の横行がとくに著しい。ここでは、六〇歳以下の女性の三人に一人、六四歳以下の女性の四〇％が摘出をうけると見込まれる。手術した者の五〇％に合併症がおきる。さらに米国では州、人種、階層間で、摘出率にははなはだしい差がある。この差こそが疑問をつのらせる。患者側の弁護士たちは、これを、経済的利益や職業上の関心、医師の養成上の格差のためとしている。これらの理由は、広く認められているところである。ヨーロッパは全体として米国よりも少ない平均値を示すものの、同じく国ごとにはなはだしい違いがみられる。たとえば、フランスとオランダでは比較的低いが、イタリアは、むしろ高い。我国についてはイタリア産婦人科学会が、年間四万件の子宮摘出を告発し、とくに、さして進行もせず命に別条がない段階での実施が多すぎるとしている。これについて、同学会は、他国においてと同様、医師が定期的に新技術を取り入れ、それに責任をもつ必要があるとする。ヴェネト州についていえば、州のデータは、この手術が膨大な数にのぼり、増加しつつあることを示している。一九九三年から一九九六年にかけて子宮摘出は五九〇九件から六六八五件に増え、四人に一人の女性がこの手術をうけると見込まれるが、これは先述のデータで計算すると女性八人につき一人の割合となる全国平均値の二倍である。しかし私は、いたるところで検証されるこの過剰なまでの子宮摘出は、主に医師が学ぶ技術が時代遅れであるためだとは思わない。事実、女性は以前から産科で二つの異なる診療態度に接してきた。まず、より本質主義的で、人格としての女性とその肉体の完全性に関する権利を尊重し、子宮摘出（そしてしばしば卵巣摘出）の手術を真に必要な場合にのみ勧めるもの。そして、機械論的還元主義にたち、更年期になれば子宮や卵巣は不要であるとし、病状よりも年齢を基準にこの手術を勧めるもの。後者のような態度は、イタリアでも多くの地域で見られ、ときには前者のような対応と併存し、根拠のない子宮摘出を増加させている。

この第二の対応こそが、子宮摘出の勧めで、中高年女性の肉体を網のようにからめとってしまうのだ。年齢やほしいだけの数の子供をすでに産んだことを根拠に、ただ年をとることや何らかの子宮の病気を口実に、女性を肉体や精神に多大な影響を与える手術にしむけ、子宮摘出の危険を事実上倍加させるのである。この結果は、今日、子宮摘出が頻繁におこなわれることでも明らかである。それらは、たとえば子宮頸部ガンの早期診断や治療の一環としてなされる場合のように、病気がそれほど重くはなく、大手術を要するほどの症状がない場合にもおこなわれる。一方でこのような対応は、女性たちの経験からうかびあがってくるように、きわめて欠陥の多い医師―患者関係を示してもいる。そうしたゆがみが現に生じている以上、この点をより正確に位置づけられるよう会議でとくに時間をさいた。

より総体的には、子宮摘出の横行が女性の肉体に対する婦人科学の攻撃的で去勢的な営みの頂点であるとすれば、その攻撃性はこれに尽きるものではない。ほぼ四半世紀前、女性運動やフェミニスト運動は、出産・中絶時や女性の生殖器が治療を要するあらゆる瞬間に受ける、いわれなき苦しみを告発した。そして、まさにこの告発と女性の行動により、多くのことが変化した。しかし問題は再現されるか、改めて提起されねばならないか、悪化するかであったうえに、新たな問題も生じた。興味深いことに、本書で出産の際の屈辱といわれなき虐待を証言したひとりの女性は、男性の産婦人科医は診療をつうじて女性に復讐を果たしているとし、子宮摘出の横行は、女性の肉体に対する果てしない収奪であり、女性がこの社会で今なお有する、非公式で実質的な唯一の権力としての女性性（femminilità）を破壊しようという、男性医師による暴力支配の一形態であるとみている（本書一八四―一八九頁）。

この序文の結びにあたり、今日では医学だけではなく、科学全体の攻撃性が、自然を研究室で生産されるひとつの商品とし、稀少性と生命の再生機構の資本主義化を生みだし、自然の再生力を去勢しつつあることを強調したい。しかし、著名なエコフェミニストであるヴァンダナ・シヴァの言うように、科学技術が生命科学の領域に入れば、自己再生システムとしての生命の再生力は終わりを告げるだろう。

医学に関していえば、その攻撃的な営みは、病気や障害や災難をもたらすばかりか、生命の創造的エネルギーや経済的資源を損ない、市民の市場―実験室へのさらなる依存を生みだし、貧困をつくりだす。これが、医学がつくりだす健康の稀少性であり、健康の再生機構の資本主義化である。この会議の成果が、医学は市民に仕えるべきであり、その逆ではないことを思い出す一助となるように！　また、女性が自身の肉体を知り、医学の示す複数の方法から適切な選択を行うための、真の基本的な医学的知識の構築に役立つように！

〔訳注〕

1　第1章訳注6を参照

第1章

子宮摘出
——医学に対する女性の視点。歴史の影響、そして法と倫理の問題

マリアローザ・ダラ・コスタ

子宮摘出――医学に対する女性の視点。歴史の影響、そして法と倫理の問題

マリアローザ・ダラ・コスタ

これまでの歩みをふり返って

女性問題に関する私の理論的・実践的営みの数々は、子宮摘出の問題に多少ともかかわるのでふりかえるとしよう。私はまず、女性の生涯を決定づける、女性のものとされながらも支払われることのない、人間の生産および再生産の労働を明らかにした。妊娠にはじまり、出産、育児、成人のケアにまでいたる労働。出産や中絶といった、この労働が供給される重要な時期を分析するなかで、私はまた新たな問題に出会った。人間を生産する営みのなかでの中絶の問題に言及するのは、一人の人間を産むことを断念しなければならないという悲壮な決定が、妊娠があり、そして中絶の苦しみに至ったという生殖労働の経験を消し去るものではないからである。

出産と中絶という二つの時期について、とくにイタリアではフェミニストや女性たちの運動による闘いと行動があり、すでに一九七〇年代には、妊娠中絶法[※1]（一九七八年一九四号法）が実現さ

れ、出産はより人間的な状況で行われるようになった。もっともこれは、少なくとも一部の病院での話であって、他の病院では依然として変わらず、病院によってなお大きな隔たりがある。このように、女性に対して悪質で不正な産科診療が何十年となされてようやく、出産を病としてではなく自然のできごととして扱うこと、さらには出産というできごとの主人公、かつ主体としての役割を女性に返すことが、問題となった。母親や他の女性たちから伝えられた女性自身の知識を産科学の知に結びつけ、出産のありようを選択し、これを主体的にとりおこない、苦痛のなかにひとり置きざりにされることなく、信頼する人々から助けや慰めを得る権利をもちうるように。私は、医学や医療制度および医療関係者の活動にかかわる議論と直接の関係をもつ、こうした要因のみを問題にしようとした。

しかし、より総体的に、健康という問題は、一九世紀の米国においてと同様、一九七〇年代のイタリアや西欧先進諸国では、女性運動の議論と行動の主軸となっていた。とくにパドヴァでは、一九七四年に自主管理の診療所「女性健康センター」が開設された。これは、医師と女性の従来とは異なる関係のモデルとなり、医学を我々の手に取り戻し（女性は歴史において伝統的に病を治す祈祷師であり、産婆であった）、我々の肉体に関する知識を取り戻し、医師の対応の改善や医療制度の根本的変革をイタリアにひきおこそうとするもので、次第に他の都市にも広がった[1]。同じくパドヴァでは、一九七三年、女性を被告とする中絶訴訟がはじめて政治的な盛り上がりを見せ、これが、のちに前述の中絶法をもたらす一連の行動の発端となったのである。健康をめぐる行動とともに、公共医療制度に対する調査が行われ、批判と闘いが生じた。女性に対して医師があわただしいうわべだけの、ときには粗野でサディスティックなまでの態度をとることなく、しかるべき敬意を払い、相応に耳を傾けるように要求したのである。[2] さらに、出産時の理屈にあわない死や、鉗子で傷つけられた新生児、当時の文献に文字どおりしたがえば「しばしば必要のない子宮の全摘手術により、女性に不妊をもたらす」ような診療から身を守ることが問題とされた。[3]

今日想起すべきなのは、要はこのころすでに、更年期の女性だけでなく、まさに充分に出産可能な女性に対する子宮摘出の横行を、運動、著述、出版が告発していたことである。四半世紀前をふりかえると、私たちはみな比較的若く、こうした行為はまず更年期の女性に施されるので、自らは体験する機会がなかった。子宮摘出の問題を掲げたのは、我々の運動対象であった出産やその他の健康をめぐる状況に対してもそうであったように、若い女性に検証される暴力行為が対象であり、私たちは、将来は事態が良くなるはずであるという幻想のなかにいた。時がたてば、我々の精神とエネルギーは別の問題にむかうはずであったが、そうはならなかった。出産や中絶をめぐって闘った世代は、すでに明らかにされたことが、しばしばまたないがしろにされるのを目にし、子宮摘出についても問題はまったく解決されないまま再び提起されるのを見た。

しかし実は、更年期になってこそ、女性の肉体が人生の新たな重荷となることの問題の大きさを真に認識することとなった。私も「別の問題にむかう」ことが可能だと考えたひとりであった。実際には、再生産労働、すなわち女性の状況をめぐって開始された論争は、社会、文化、法律の面では一連の変化をもたらしたとしても（家族法や性暴力法の改正を想起するだけでよい）[※2]、経済面での変化は、女性が人生で遭遇するあの厳しさやジレンマに引っ掻き傷をつけることさえできないほど限られたものであった。この「経済的問題」こそが、女性の足をひっぱっていた。八〇年代になっても、これは改善するどころか、世界中の人々の生活条件が全体として低下することでさらに悪化したので、九〇年代にいたって、私は、「土地問題」というまた別の重要な問題をとおして開発の問題を再考することとなった。※3 土地は女性であり、女性をつくりだすものである。負の開発(4)とその理論の法則、飢餓と病と死の蔓延を前提とする法則に対して、私は、新たな技術の発展によってではなく、土地を再分配し、その再生力を回復し、土地に適した作物の多品種栽培をおこなうことで、人々は健康で食物を得て生きていけるという結論にたどりついた。(5) 九〇年代にラテンアメリカ、インド、米国にわたるネットワークをつくりつつある運動の主張する、「新鮮で純粋な食物」を。(6) 別の言葉でいえば、人間の共同体それ自体の再生力の保全と必然的に結びついた、自然／土地の再生力を全体として復活させ、尊重することに、私も他の研究者たちと同じく、貧困や病から解放された進歩を再開する唯一の道を見たのである。

女性の肉体が経験するこの異様で耐えがたい変化、子宮摘出とめぐりあったとき、私は、産み、育て、食物や薬を生産する女性の労働や知識と結びついた、土地の問題を手がけていた。(7) 土地を攻撃する政治と、女性の自然／肉体を攻撃する政治の戦略の一致は、一目瞭然であった。自然／そして、土地と女性の肉体を結びつける、運命共同体についても。つまり、人間の誕生と養育、そして土地の産み出す生命の育成という労多き過程のなかで、女性の肉体は、出産、養育、栽培に関わる女性自身の知識のなかですでに意識されることなく、自身の供給する労働に対する権利さえ認められず、さらに激しく強引に、機械論的還元主義によって再び否定される。還元主義的思考は、一方では女性の肉体を、有機体や人格としてではなく単なる部分のよせ集めと見、他方では土地を、人間がその一部をなす生きた全体としてではなく、人間が限りなく、一方的に利用しうる潜在的商品の倉庫として見ることで、生命の再生プロセスを略奪し、むしばんでいく。実際、私が子宮摘出に反対して述べたことは、自然の再生力、すなわち女性の肉体や土地の完全性と、去勢的で破壊的な科学や政治に対抗する能力としての女性の知恵を守ることが、女性にとって重要であるという一連の事態のなかで、新しいけれどもすでに予見されていたひとつの問題なのである。

逆説

私が子宮摘出の問題に遭遇したのは、まったくその必要がない小さな筋腫に対する治療法としてであった。[※4] この過酷で不要な手術を免れることができたのは、フェミニストとして活動した年月のうちに得られた私の人間としての強い確信のためである。しかし、私は、多くの医師や他の女性たちの話をきくうちに、いかに子宮摘出が、昨今では更年期女性の肉体をからめとる一種の「罠」と化しているかを確認せざるをえなかった。(8) 女性の体を待ちかまえて捕捉し、それを傷つけ去勢する、肉体的にも精神的にもきわめて破壊的な手術に陥れる「罠」。だからこそ、他に解決法のない重病にかかるというまったく例外的な場合にのみ、正当化しうる「罠」。にもかかわらず、この手術は、それに傷ついているからこそ容易に語ろうとはしない女性たちの証言から明らかなように、子宮頸部ガン等の早期診断や治療法の革新により、もはや手術を正当化しえないような病気に対して行われてきたのである。このことは、女性たち自身の語る症状が、多くはさほど大きくはない筋腫による出血であることによっても確認できる。私に大変近しい女性の場合、この手術はなんと症状がないのに勧められた。子宮が少々通常よりも肥大しており、「いつか問題がおこらないともかぎらない」と、婦人科の医師が言ったのだった。[9] その女性は断固として子宮摘出を拒否し、彼女の子宮は、わずかな間に、少量のホルモン治療で通常の大きさに戻った。[10]

前述のように、私自身に勧められた子宮摘出の妥当性を検証し、これを拒否するにあたって、私は、他の女性たちや男女の医師と話す機会をもった。卵巣摘出をともなう子宮摘出は、以下に述べる多くの点で医師と患者のまったく不公正な関係を記した事件として、徐々に注目を集めている。次のような手順を標準的な多数派だと仮定することはできないが、それが広くおこなわれていることには注目すべきである。

まず第一に、手術実施の決定は、事実上医師が患者に代わって下している。医師は様々な形で女性に、子宮の全摘出は、年齢に応じて時折生じる症状とは無関係におこなうべきものだという信念を抱かせる。軽度の筋腫のようなきわめてよくある事態であれば子宮摘出は必要ないのに、筋腫のみの摘出や子宮鏡による切除といったより穏やかで害の少ない他の手術で治療できる症状に対して、医師は、一定の年齢になったら子宮の全摘出を実行すべきだと主張する。[11] 一般に、その他の手術は患者の判断や認識にゆだねられることさえなく、またもし彼女がより害の少ない手術の可能性について情報を求めたとしても、それは「あなたの年齢では」不可能で意味をなさないとされる。こうしたことは根拠がないばかりか、通常は婦人科医を信頼している女性を混乱させて、なぜある種の手術が年齢に応じてできたりできなかったりするのかを充分には理解できないながらも、医師の説明を受け入れさせてしまう。さらに彼女を説得するために、こんなセリフがくりかえされる。「奥さん、あなたのお年で子宮が何になるというのですか？」。つづいて、「奥さん、何が心配ですか？　害はないのかって？　そこらを歩いている五〇歳ぐらいの女性のゆうに三分の一は、子宮をとっていますよ」。もし患者が、肉体のすべての器官が決定的な重要性をもつとして固執すれば、「では、あなたは臓器移植にも反対なのですか！」と反論する医師の言葉で、罪悪感を抱かせられる。実際、女性が子宮摘出の勧めに感じる多大な恐怖心は抑えつけられ、彼女の内部でおし殺される。もし医師がそう言うのであれば、それは明らかに必要な手術なのだ、と。患者と医師が人間的な関係をもつことは、時代遅れで非現実的な要求とされる。そして、この手術の実行がいかに「自然な」ことかを強調するためにエコー診断の間にもナチスさながらの高圧的な言説がくり返され、患者が摘出に対する恐怖心をつのらせても、それが顧みられることはない。

その一方で、子宮摘出によって肉体がある種の「決定的断絶」を経験したという感覚は、親類や友人に対する女性自身の次のようなことばにみてとれる。「すっかり取られてしまったの、全部よ」。患者の年齢を理由とする医師の論理では、子宮であれ卵巣であれすべての器官は役割を終えて不要になったとされ、たとえ異状がなくても卵巣摘出を勧める(12)。この選択を根拠づけるべくガンの危険性が強調される。多くの医師がいうには、子宮や卵巣はある日突然ガンになることがあるので、すべてを取ってしまう方がよい。したがってこの手術は、非常に多くの場合、患者が一定の年齢以上であれば、良識にかなう唯一のあるべき解決法として勧められ、何らかの病を解決するはずの、より大きな危険から身を守ることのできるものとされるのである。しかし、後述のような女性の経験や証言からうかびあがる手術そのものの危険性や害については、決して触れられることはない。

子宮摘出の好ましくない影響には、自然のリズムにしたがわず、閉経を手術で急激に早めることによる暴力とダメージがある。[13] 実際には、月経が規則的な状態から完全に停止するまでには、ふつうは何年もかかるのである。女性の肉体や精神に閉経が様々な悪影響を及ぼすことは知られているが、手術で強引に閉経させることで、それらはさらに悪化するばかりか、症状は一定せずに混乱する。だから、しかるべき理由もなく子宮を摘出することは、医師が女性の肉体になしうる最悪の行為であるし、ついにはこの手術により、生殖能力は完全に損なわれる。子宮摘出の勧めに対して女性が示す困惑と抵抗は、この不正で不審な行為のなかで、これを自然のなりゆきにすりかえようとする罪作りな医師のことばで斥けられる。「奥さん、あなたは閉経するということを受け入れたくないから、手術をしようとしないのですね」。これは、被害者に罪を負わせるという、女性に対する性暴力訴訟が歴史的にたどってきた典型的な道筋である。そもそも、別の選択もありうるのに女性を子宮やその付属器の摘出へとしむけることは、まぎれもなく多大な暴力である。

さしたる理由もなくダメージの大きい破壊的な手術へと患者をしむけ、別の治療の可能性を評価せず、触れもせず、摘出そのものの危険や害についても説明を怠るような医師と患者の関係においては、インフォームドコンセントが完全に欠如しているばかりか、偽りの情報が与えられたのである。[14] この場合、同意は、偏向した根拠のないデータ（子宮や卵巣の摘出は効果があり他の方法は不可能であるという）や、少なくとも欠陥だらけのデータ（生じる可能性のある後遺症に関して）をもとに、患者をだましてかすめとったもので、一顧だにされない様々な選択肢のなかに患者の選ぶ余地はない。インフォームドコンセントについては進展が著しく、判例や学説の多くは、憲法第一三条および第三二条や国民保険サービス法（一九七八年第八三三号法）を根拠に、医療行為に対する患者の拒否権は生死にかかわる場合であっても尊重されるべきだと主張し、[15] 一九九五年には、この延長上に医師の義務に関する新しい法律「職業倫理法」が制定された。[16] しかし、女性に対しては、生命の危険もないのに、肉体に大きな負担となる破壊的な最悪の行為が、実質的に勧告／強制されている。

女性は選択権を奪われ、さらには主体として否定され、医師からはただの客体とみなされる。女性は、医師が選択する医療行為の対象にすぎない。より負担の少ない手術で治療できる場合でも、患者の利益が考慮されることはあまりない。法や判例によれば、子宮や卵巣の摘出は、それを正当化しうるほどの重病ではない場合、刑法第五八二条の「傷害罪」にあたり、そのなかでもとくに重度の場合である第五八三条第二項第三号の「一器官の使用不能や生殖機能の喪失」を明らかに含むとされる。[※5]

実際にここでは、肉体の完全性[※6]がいわれなく脅かされ、現に重要な機能を果たし、更年期以後も何らかの機能を果たす器官が「摘出」される。たとえ患者が「同意書へのサイン」をしても、その事実は変わらない。病をよりよい形で処置するために、医師が患者に可能な治療法や手術に関する説明を十二分に尽くし、それも、患者が具体的に可能な選択肢を認識できるように説明されず、情報提供が充分に実質的なものでないなら、同意書へのサインは無効である。さらに私の意見では、「同意書へのサイン」は、必要以上に害の大きい手術を「認める」場合には何であれ、無効である。仮に説明が充分に尽くされたとしても。医師と患者の契約は、それにふさわしいやり方でなされなければならない。医師は「科学と良心」にもとづいて行動し、コスト―ベネフィットを考慮して、損害を最小限にとどめる手術を勧めるのでなければならない。他方、患者は、自身の利益をよりよい形で保護する場合にのみ、その指導を受け入れることができる。自虐的な患者の場合を仮定したとしても、良心ある医師はそうした自虐性を受け入れないだろう。女性が乳ガンにかかることを恐れて乳房の切除を求めたとしても、外科医がそれに同意することはないように、ガンの危険を理由とした子宮や卵巣の摘出は、受け入れられるべきではない。

傷害罪における重度と最重度の区別については、刑法第五八二条の「身体または精神に疾病を生じる」という意味で女性の生殖器の摘出が傷害罪に相当するなら、どんな場合でも、たとえその摘出が更年期以降であったとしても、刑法第五八三条第二項第三号の「最も重度の傷害罪」になるだろう。それは、子宮が更年期以降も果たす独自の重要な機能を損なうからというだけでなく、女性の生殖器は全体として、生物学的に性的アイデンティティを基礎づけ特徴づけるとともに、生物学的レベルで両性の関係を基礎づけるという、明らかに他の器官では代替できない機能を果たすからである。それゆえ、女性の生殖器の摘出は、女性の人間関係全体に多大な影響を与えかねない。この私の意見を現行法で裏づけることができないなら、これから制定されるべき法として、その検討作業への協力を同僚の法学者に要請したい。

こうしたことは、各人のアイデンティティが無数の形で明確化されることを否定するものではまったくない。が、ここで問題とする犯罪行為の法的評価にとっては、生殖器が他の器官では代替しえない機能を全体として果たすがゆえに、充分な根拠のないその摘出が、最も重度の傷害罪にあてはまるのだ。男性の睾丸摘出についても同様である。万一、睾丸の果たす個々の役割を他の器官で代替しうるとしても、それが性的アイデンティティを特徴づける器官であり、他の器官ではその機能を担うことはできないからこそ、理由なきその摘出は同じく最も重度の傷害罪となる。睾丸の摘出は、男性にとって、直接に性的な関係だけでなく、対人関係のありようそのものに多大な影響を与える。

この傷害罪が過失と故意のいずれにあたるかについては、法律上、法学上の基準にほぼ準じるものとする。米国では患者側の弁護士が、過剰な子宮摘出は、医師養成のあり方や職業上・経済上の利益が理由であるとしているが（*Hysterectomy and It's Alternatives*, 1996）、これをイタリアのケースにあてはめると、職業上・経済上の利益という点では故意の傷害罪となる。

医師と患者の関係や、不当な子宮摘出をくり返す悪習をめぐる議論に戻ると、先述のように適切な情報を与えられても子宮摘出を選択するような患者が、はたしているだろうか。だが実際には、誤った情報にもとづく偽りの同意を頼りに、医師が患者に代わって決定を下すことで、子宮摘出が横行している。

　したがって、自身の肉体とその治療法を正しい情報をもとに決定しうる主体として、すべての患者／市民がもつ権利を行使するためには、こうした医師と患者の立場の逆転や、「将来ガンにかかる危険を避けるため」という理由づけは、法的にも医学的にも許容されるものではない。病気にならないようにある器官を切除するなどという大それた方法は、どうみても好ましいものではないのに、子宮と卵巣の摘出は、子宮ガンと卵巣ガンの予防法として実行されている。さらに矛盾しているのは、一部の人々が主張するように、健康な卵巣を子宮とともに摘出する傾向が、つまるところ卵巣ガン研究のたちおくれによって正当化されていることだ。現存データによると、手術が間に合わない場合があるというのだ。しかし、ガン予防としての健康な卵巣の切除は、卵巣ガン研究の将来的発展という責務を妨害するだけである。なによりも、研究の不十分さは、摘出によって多大な被害を被る女性たちが、体を犠牲にしてまで償うべきものではない。卵巣切除によるガン予防には、女性の体を犠牲にするという本末転倒の不当な事態を避けるために反対する医師もおり、検証の必要がある。[17]

　決定的な問題は、医師が気やすく子宮や卵巣の摘出を勧めることによって、肉体の完全性を保持するというかけがえのない基本的人権が侵害されていることである。この権利は、再生力を保持するように肉体をひとつのまとまりとして維持するという医学倫理の基準でもある。再生力は、個別の肉体を産み出すだけでなく、ひとりひとりの人間の肉体それ自身を再生するために、自然が与えた能力である。だから、医師はまさに抜きさしならない場合に、できるだけ害の少ない形で手術をおこなうのでなければならない。不必要な子宮摘出が女性の体を意味なく傷つけることは、医学の原点であるはずのこうした原則を否定し、「年齢中心主義」ともいえる機械論的―還元主義的方法を採用することにほかならない。それは、女性を人格として認めず、肉体をそれ自体としてとらえようともしない、女性の主体性に対する偏向した見方なのだ。

しかし、個々の器官をそのもっとも顕著な機能に特化させ、他と切り離してみる機械論にたったとしても、急激で暴力的な閉経の害は明らかで、安易な子宮や卵巣の摘出をやめ、医師なら誰でも無視できないほど破壊的な生殖不能に目をむけることはできる。子宮は母胎を構成する重要部分であり、その摘出は、他の器官が果たす機能にも悪影響を及ぼすことが多い。子宮が女性の内分泌系統の基本的部分を構成し、出産年齢を過ぎても重要な役割を果たすことが明らかになったのは、多くの国々で肉体の組織的な去勢に抗議し、この問題をより深く考えはじめた女性たちの熱意によるところが大きい。だからこそ今日では、まだ控えめではあるが、ホルモンやその他の物質の分泌を閉経後も続けるので、子宮は潜在的な生殖能力を失っても有用であるとする見方がでてきた。(18) その他の物質とは、人体に備わっている自然の鎮痛剤であるβエンドルフィン、血栓の形成を妨げるプロスタグランディンの一種であるプロスタクリチンである。子宮摘出の結果として血管の病気が増える傾向は、このプロスタクリチンの分泌停止によるのであろうし、多くの女性が術後に訴える高血圧も、摘出手術が原因であろう。さらに重要な帰結として、体の活力や持久力の低下、セックスの際の分泌や快感の減少もある。※7

私が注目するのは、なによりも摘出をうけた女性たちが指摘する、甚大な後遺症である。(19) これには、膀胱が子宮の支えを失うことによる泌尿器系統への影響のほか、腸の一部が子宮摘出のあとの空き部分に収まろうとすることによる腸の機能不全などがある。さらに、多くの女性が術後の喪失感、精神不安定、抑うつ状態、性欲減退、体重増加、疲労、不眠、頭痛、関節の痛み、めまいなどを訴えている。そして、性行為の際に非常な困難にみまわれることも徐々に明らかになってきた。後述するリャンらの研究がこの問題をとりあげているが、その困難さは次のように説明できる。子宮頸部をつうじてオーガズムに重要な役割を果たしていた子宮や膣がすべて切除され、手術により解剖学的にも変化が生じたこと。子宮頸部の切除や、よくあることだがあわせて卵巣も摘出された場合には、エストロゲンの分泌が急激に停止するために膣液が不足すること。急激な閉経によりホルモン分泌が突然変化することで抑うつ状態となり、性欲や性的活力が減退すること。こうしたおこりうる機能障害のすべては、セックスに悪影響を及ぼさずにはいない。そして恋愛に必要な精神の余裕までも、さらに手術や治療をうけ、そのために苦しむことで危うくなる。[※8]

医師が、いっぱんに女性のセクシュアリティへの影響を考慮せず、望まない妊娠の危険から性が解放されるという利点ばかりを強調するのは、患者の女性よりもその相手の男性の立場で判断するからだ。事実、女性がうけた子宮摘出で利益を得るのは女性のパートナーであり、彼自身の性は手術で少しも傷つくことなく、妊娠の可能性をコントロールする必要からついに解放されるのだ。このことは明らかに、摘出手術が男性の性欲に対して心理的にはマイナスに作用することを考慮してはいないのだが。

摘出をしない場合のまったくの可能性にすぎないガンの危険性についてははっきりと示されるのに、急激に閉経し、生殖能力を失うという確実におこる後遺症、普通は医師も言及しない、摘出のネガティヴな代償として必ず起こる、または起こりうる後遺症はことごとく、女性のほんとうの同意などまったくありえないことを充分に示している。事実、単に必要であるというだけでは、誰ひとり子宮摘出を望みはしないだろう。

同様に、もし必要でないなら、手術をうけようとする者などいるはずがない。摘出手術で傷痕が残り、癒着の可能性や体調不良や様々な危険をともなうだけでなく、現代においては手術そのものが、古来の、あるいは未知の新しいウィルスによってまったく予期しえない病や死をひきおこす、感染可能性の高い輸血を必要とするのだから。[(20)※9]

さらに注意すべきなのは、少なくともイタリアでは子宮の全摘出が非常に盛んであるが、その代替措置に関する国際的議論では、現在、生活の質という問題も含めたコスト―ベネフィット分析にもとづき、子宮頸部を残す腟上部切断術の再開も論じられている。事実、フィンランドのある研究は、子宮頸部切除によるオーガズムの減退を実証したらしい。[(21)]この関係を検証するために、米国ではさらに研究が計画されている。[(22)※10]しかし、子宮摘出後の女性たちの告発に耳を傾けさえすれば、その結果はすでにわかっていることなのだ。また、子宮摘出が本当に必要な場合も、卵巣や卵管を残し、傷や損傷の少ない腟式手術に戻ることも勧められている。素朴な疑問であるが、腟式手術においては卵巣が残され、腹式手術においては健康な卵巣が摘出されていることは、どんな理由によるのだろうか。[(23)]そして、腟式手術に熟達した医師が少なく、子宮摘出の大半が、傷

痕も大きく危険性も高い腹式手術により行われているのはなぜだろう。[※11]

ともかく、可能ならば膣上部切断術を行うべきだという議論は、膣式手術では子宮頸部を残すことはできない点を考慮している。筋腫の切除は子宮の全摘出よりも技術的に高度で、医師の経験と能力を大いに要するという研究者もいるが、このことは、手術室ではなぜ過激な解決法がより好まれるかを説明しているように思う。(24) 多くの場合、筋腫の切除は、子宮摘出よりも手間のかかる手術であり、卵巣を残す子宮だけの摘出は、子宮全摘出および両側付属器切除術[※12]よりも、複雑で時間のかかる手術である。しかし、女性の肉体の多大な損傷や女性の人格へのはなはだしい侮辱にもかかわらず、医師の能力不足や性急さは解消しないのだ。

腹式手術の傷痕は、恥丘に並行した横切開よりも、へそから恥丘にかけての縦切開の場合にめだって残る。いずれの切開も、非常な拒絶反応をもたらす。横切開は筋膜を切断し、傷がふさがるときにエプロン跡のような傷を残す。縦切開は、それ自体がかなり美観を損なうものだが、縫合の仕方が見苦しいときにはさらに醜悪で、患者の肉体に対する本人の意識や他人の見る目に影響し、患者の性生活や人間関係に悪影響を及ぼしかねない。この点でも、男性の医師が、他の方法が可能であっても腹式の子宮摘出を女性にうけさせ、しかもそれが縦切開によりぞんざいに縫合される場合が多いことは、男性の目に女性の体の美や調和がもつ意味を考えると、二重の意味で許しがたい。[※13] そうした医師の頭の中には、妻や恋人といった自分の女と、他人の女という二つのカテゴリーの女性が存在するのだろうか。こうした疑いが頭をかすめるのも、ある会議でひとりの婦人科医が、医師の妻たちはいっぱんに子宮摘出をうけないと話していたからである。腹筋の衰えなどの子宮摘出の後遺症にみまわれると、患者は、後遺症に関する適切な情報や対処方法、相談機関などを紹介したマニュアルを渡してほしいという。こうした場合でも、教養があり、問題を明らかにして治療法を探る手段と時間が得られる患者なら、自分を守ることもできるだろう。しかしこうした条件を享受できない患者は、尿失禁や腹筋の衰えの予防体操やその実施場所などを知らされることなく、体調のすぐれないまま空しく寝返りをうつことになるだろう。いつでも金と時間のあることが条件なのだ。

要するに、ひとりの人間の固有のものであることを忘れて器官を扱うことで、医師は盲目になり、自分には見えない害悪の海のなかで治療効果を溺死させるのだ。

肉体的・精神的、そして社会的な、総合的役割をもつ器官摘出の、通常は語られない否定的な影響を示すにあたり、ひとつだけ述べておこう。子宮や卵巣は、以前よりも多種多様なものとみなされるようになった個々の機能の重要性以上に、肉体を構成し、肉体そのものの再生に貢献する、よほどのことがなければ切り捨てることのできない、肉体の本質的な部分なのである。それらは器官の各々が織りなす生命組織の一部であり、肉体そのものの再生力である。森は、木材を切り出すためだけに役立つのではないのだ。〃森は何をつくるでしょう、土と、水と、きれいな空気〃と、インドのチプコの女性たちはうたう。[25] 森は村々に木陰を与え、市場システムの外部で食料を提供し、生命と豊かさを保障することに貢献している。ひとつの全体としての人間の肉体も、同じことなのだ。ひとつの肉体が表す均衡と力は、そのすべての器官にみなぎる。人間は、その肉体が生きた歴史の結果である。そこでは精神も、生殖器やその他の器官とともに生きているのだ。人間とは、その肉体なのだ。性的アイデンティティを特徴づけるこれほど重要な部分で女性の体に打撃を与えることとは、肉体的にも心理的にも重大な傷害罪であり、人格を大いに損なうことにほかならない。機械論的女性観こそが、女性は他の人間の再生産機関、子産み道具にすぎず、出産を終えればその役割を終え、更年期が近づけば、もう役に立たない生殖器を切除してもかまわないと考えるのだ。

婦人科の女医の考え方を検証しよう。彼女たちが、すべてではないにせよ、男性の医師がふつうは語ろうとしない治療法を率直に勧めることとは、子宮摘出が過度におこなわれている証拠であるとともに、女性が婦人科診療に多額の負担を払い続けているという、まさに女性の領域における男性支配の問題を想起させる。全員ではないにせよ、女医が、男性の医師とはこのように異なる指導をするのは、女医は女性であるがゆえに患者と肉体を同じくするからで、彼女たちは、男性の医師とは違って権力的立場にあったとしても、安易に生殖器を取り去るような指導はしない。

女性の肉体は、男性にとっては同一化どころか征服の対象であることは論をまたない。そして、男性の医師は女性の患者に対し、攻撃的になりやすい。これひとつをとってみても、医師は自らが男性であることを限界として認識し、実際の女性の意志を尊重して、自分の示す治療法の適切さを一度ならず検証するべきである。

婦人科の女医が男性支配のなかで医師と患者の関係や診療のモデルを変えてきた一方で、現状ではのぞましい婦人科診療を実現しうる場がなく、女性を傷つけるような治療の共犯者にはなるまいと、ごく最近までは医師となることを断念する女性もいた。女性にかかわる分野でありながら、歴史的にも女性の視点がほとんど取り入れられてこなかった婦人科学は、今日、女性たちの「自己表明」とでもいうべきものを主張しはじめたかにみえる。不必要な大手術をうけることや、時期を早めて無理やり更年期に至らしめること、一定の年齢までは残存している生殖能力を奪うことは悪しきことで、肉体および各自の生殖器の完全性は維持すべきだというのである。性器学や泌尿器学で、横行する子宮摘出に対応した措置が講じられてこなかったのは偶然ではなく、女性が優位な分野ではなかったからだろう。

男性は、自分の性は保護するが、社会的行動や医療活動においては平気で女性に攻撃的になる。さらに、婦人科学でも男性が優位にたち権力をもつのは、他の職業と同じく、女性は家庭責任を負うために職業に専念できないという、いまだになくならない不公平な分業のせいでもある。しかし、男性を産み育てた女性の肉体に感謝もせず、女性の無給の労苦ゆえに医師のような地位ある実入りの良い職業につけるのだとは思いもせず、男性の医師たちは、女性に対してお世辞にも敬意を表さず自らの有利な立場に居座る。しかも、攻撃的な治療を勧めることで、女性の生きる労苦を倍加させるのだ。女性の医師や患者たちは、ときに困難ではあるが、女性の肉体をより尊重する婦人科学の存在を知らしめ、これに特権を与える対抗的情報網をつくらざるを得ないのだ。

今日では、更年期に関する議論がより広範かつ公然と行われ、この時期をよりよい形で送るための手段や試みも見られる。「科学と良心にもとづいて」というヒポクラテスの誓いを守って行動すべきことを認識している医師ならば、徐々に訪れる自然な更年期以上の苦しさが知られている、正当な理由のない「外科的閉経」の肉体的・精神的トラウマを、女性に勧めたり強いたりはしない。※14

また、そうした医師は、人工ホルモンの多用により卵巣を一時的、永久的に機能停止させる別の形での強引な介入、それゆえに女性の体へのダメージも大きい「化学的閉経」を、勧めたり押しつけたりもしないだろう。「化学的卵巣摘出」とよぶべき症状をひきおこすGnRHアナログも同様である(Goldfarb e F.A.C.O.G., 1997)。医師によっては、きわめて小さな筋腫による出血などの治療として、まさに閉経させるために、更年期が近いとみなした女性にこれを多量に(三本以上の注射)投与する。目的は効果的に達成され、出血はとまるが、患者は無理にもたらされた更年期のツケを負い、場合によっては骨量低下や生殖器の萎縮、組織の突然の衰えや老化など、この薬の使用がごく最近のことであるために予測しきれず、医師は考慮しようともしない様々な後遺症をひきうけさせられる。[※15] こうした症状があっても医師は治療法を知らず、肉体は人それぞれであり、その均衡が壊れれば対応のしようがないことを、遅まきながらもあとから思い出すのだ。小さな筋腫は、負担の少ない他の手術や治療法でも解消できるが、ここではそうした薬剤の適度で節度ある使用については触れない。ただ、肉体に大きく影響するこれらの薬を、薬剤師は各々細心の注意をもって用いなければならないし、薬物研究は、生理学的均衡をあまり損なわない方向で進められていってほしい。

子宮摘出の代替措置については、そのメリットやデメリットを論じることができたとしても、それらを示しながら、もう一方の手では不要な子宮摘出へ導こうとするのはおかしい。こうした薬物治療で後遺症が緩和できることを見込んで「外科的閉経」を安易にすすめるケースもある。いずれにせよ薬剤には、すでに確認された、またはこれから検証されるべき副作用もあるので、卵巣には比ぶべきもない。

さらに更年期について、子宮（および卵巣）摘出の際にみられる非難すべき点は、五二歳（医師によっては四九歳）で更年期に入るという標準的な女性のモデルが採用されていることである。これが統計上可能性のある年齢であるとしても、目前の患者にそれが実際にあてはまるかどうかを、医師はまったく考慮しない。しかし五五歳で閉経を迎える女性も多い。とくに調査をしなくても、私は、五七歳で閉経したという女性にたった数ヶ月間で数人も会うことができた。体全体としてはより長く若さを保って生きるようになったのに、閉経の平均年齢が変化していないことを、確信をもって断言する正しい研究があるのだろうか。想定された閉経年齢と各自の実際のそれに差があるなら、ホルモン剤よりも効果の高い、卵巣からのエストロゲン分泌期間が数年のびることになる。いったいなぜ、もうすぐ五二歳であるからといって（ずっと若いこともよくあるが）、子宮摘出（や卵巣摘出）を勧めてその貴重な年月を奪うのだろうか。ここにも、肉体の完全性を守るというすでに主張した権利を別の形で示す、ひとつの擁護すべき人権がある。それは、各人の閉経年齢を尊重する権利である。

しかし、さらに深く考えれば、女性の新しいありように注目し、代替治療を可能とする新しい医学観が現れている一方で、閉経年齢の統計的標準化は、医師の頭のなかで標準化された女の一生や、女性のステレオタイプに対応している。恋愛の時期があり、子供を産み育てる時期があり、成熟と諦念の時期があるというような。だが実際はそうではない。社会的労働によって生物学上の時期区分は大した根拠をもたなくなり、そうした区分とは大きく異なる人生を生きることが現に可能となって、何よりも女性が自らの意志で、新たに団結し、年齢による制約から自立しつつある。女性は年齢を理由に恋愛という活動を放棄するのではなく、恋愛は年齢とまったくかかわりなくおこり得る。たとえば職業上の地位やキャリアを構築することに頭がいっぱいで、若いときからまったく恋愛に縁のない女性もいるだろうし、比較的高齢になっても満ちたりた恋愛関係を見いだす女性もいるだろう。いずれの場合でも、女性の性的ふるまいや活動に対する偏見から、また、頻繁におこる不快症状やそれにともなう手術や治療の必要性を口実とした、「外科的閉経」の干渉はのぞましくない[26]。同様に、配偶者や恋人と良好な性関係を保とうとする人々にとっても、それはのぞましいことではない。「化学的閉経」にも同じことがいえる。

さらに逆説的なことは（これが最後ではないだろうが）、新たな生殖技術が限界をこえて新しい領域を試み、女性にこれまで適正とみなされていた年齢よりも遅く妊娠することが可能となった一方で、子宮摘出の勧めは、根拠のない場合には、妊娠の可能性を理由なく無にしてしまう。これらの新しい技術が可能にしたことをのぞましいとみなすかどうかは別にしても、人生の環境や状況を急激に変えるという意味で、子宮摘出による妊娠・出産の可能性の破壊はきわめて重大と思われる。

歴史的前例

子宮摘出の否定的要素をさらに指摘することもできよう。しかし、子宮の保存的手術や摘出範囲のより少ない手術が全摘手術よりものぞましいこと、医師は女性の支配者ではないこと、女性は患者／市民のひとりとして自分自身の主体であり、自己の肉体にかかわるあらゆる決定の主人公であることを明らかにする考察を、これからどのようにすすめていけばよいだろう。市民は男女のいずれであれ、科学や国家の医療制度の所有物や対象ではない。私はなぜ、それを明らかにしようとしなければならなかったのか。いったい何が、医学の営みを様々な場面で、倫理的原則や市民の、いやむしろ女性の基本的人権に反するように強いるのか。

最初に思い浮かぶのは、医師は意識していなくても、女性の肉体や知識に対する攻撃が、公式科学としての医学の誕生や発展と結びついて長い歴史のなかで蓄積されてきたことだ。関連著作は多いが、とくに欧米のフェミニスト研究者・歴史家の熱意で研究がすすんだ。歴史の大胆な再構成によって七〇年代のフェミニスト運動に広く注目されたものに、B・エーレンライクとD・イングリシュの『魔女・産婆・看護婦』がある。同書は、一三世紀から一五世紀のヨーロッパに誕生した公式医学の最初の標的は、貧困層の民衆治療師の知識ではなく、重要顧客である富裕層の患者をめぐり競合していた、都市の教養ある女性治療師の知識であったことを明らかにした。都市の学識豊かな治療師たちは、女性であるがためにほとんどすべての大学で入学を認められず、大学教育をうけていない者に医療行為を禁じる法により、治療師としての地位を追われたのである。同書がひいているジャコバ・フェリシーという学識豊かな女性は、独自の方法で医学を修め、パリのどんな医師や外科医よりも腕がよいと患者にも認められていたのに、一三二二年にはパリ大学医学部により、違法診療の告発をうけて裁判にかけられた。

「入学禁止」と「違法診療」の二重の戦略により、一四世紀末には、ヨーロッパの教養ある女性治療師は、事実上専門家としての医師により排除され、男性である彼らが富裕層における医療行為を独占した。なおその管轄外に残ったのが助産術であり、これは富裕層においても、その後三世紀にわたって完全に女性の領域でありつづけた。

だが助産術についても、のちに国家、教会、(男性)医師による同盟が成立する。その目的は、大半は民衆層の産婆か治療師であったいわゆる「魔女」の撲滅とひきかえに、国家および教会の管理下にある「正規の」医学に、助産術をもひきわたすことであった。ところでこの迫害は、一四世紀以降、あるいは一五世紀末から一八世紀にかけて様々な段階をへて実現された、共有地の囲い込み/収奪をそのもっとも名高い例とする、大規模な社会変動の一環であった。この土地収奪が資本主義的生産様式の開始に不可欠な貧困を生みだすことに貢献したとすれば、魔女狩りは、再生産能力にかかわる知識と決定権を女性から奪うことにより、女性から肉体を収奪した。なぜなら、人間の再生産は、のちに収奪の対象となる貧しい人々における労働力の再生産として、医師を通じて国家の管理下に移らなければならなかったから。この過程と時代とは、新しい女性のアイデンティティ、そして女性と専門家や諸制度との関係を決定する重要な契機となったので、フェミニズムの関連著作は豊富である。

とくに、私が七〇年代初頭から活動をともにしてきた女性研究者たちの著作は、魔女狩りの歴史を女性の視点で再構成したものとして重要である。なかでもS・フェデリーチとL・フォルトゥナーティの『大いなるキャリバン——資本主義の成立に反抗した社会的身体の歴史』(一九八四)をあげておく。[※16] フェデリーチは、同書で一四—一七世紀に魔女狩りが広くおこなわれたことを指摘し、とくに一五五〇—一六五〇年には、一〇万人もの女性が残虐な火あぶりの刑に処されたという。その犠牲者は、先述のように、大半が出産、中絶、避妊法に通じているとの罪に問われた農村の産婆や、身持ちが悪いとの非難をうけた女性治療師である。しかし、女性が独りでいること、結婚していないこと、老いていること、そしてとくに物価高や新たに続々と課される税や土地収奪に起因する都市および農村の反乱の先頭にたつことは、それだけでもっと容易に告発の対象となった。一方、処女や妊娠した女性は、火あぶりにならないのが普通であった。魔女狩りは歴史上最大の女性虐殺であり、性と階級の闘争史上、決定的なできごとである。そして女性は、処刑された女性たちとともに、民衆医療と、女性が独占的に有していた性と出産にかかわる知識を奪われた。国家と教会の管理する公式医学がそれにとってかわったが、女性治療師や産婆の撲滅のあとの空隙を医学が事実上なんらかの診療行為で満たすには、さらに数世紀が必要とされた。魔女とみなされた女性たちが骨や筋肉、薬草や薬品に対する深い知識に到達していたのに対し、当時の医師たちは、依然として占星術をたよりに診断を下していた。魔女とされた女性たちの博学さは、「近代医学の父」とされるパラケルススが一五二七年に、「私の知識はすべて魔女から教えられたことばかり」であるとして自らの薬学書を火に投げ入れたほどであった（Ehrenreich & English, 1975　邦訳二四頁）。

すでに生成期の資本主義国家は、大学教育を必要とする科学を通じて、つまり、大学のほとんどは女性の入学を禁じていたので支配階級の男性の頭脳を通じて、知と人間の再生産を管理していた。この、民衆の女性が築き、伝えてきた遺産の殺人的収奪は、何よりももっとも貧しい階層から医療の可能性を奪った。一方で、火刑は、産婆たちの処刑により、生成期の資本主義が必要としていた新たな女性のモデルに反する中世的女性像を葬り去った。中世の女性は、医学だけでなく多くの職業を営み、きわめて社会的な広がりのなかで生活し、その性は生殖という目的だけに従属するものではなかった。だが、「好ましくない評判」だけで火刑に処される充分な証拠となりえたのだから、まさに新たな生産様式への移行期に、女性は、たえまない収奪／囲い込みのために土地からも、従来の職業からも排除され、新たな職業に就くこともままならずに（Sullerot, 1968）、生活のために歴史上はじめて公衆相手の売春を営むことになった（Fortunati, 1981）。この文脈でいえば、火刑は、恐怖政治の象徴として女性の社会的役割の再定義に貢献した。「労働力再生産機械」となるために、これまで以上に孤立を深め、性的抑圧を受け、夫の権威に従って子を産む、経済的自立はもとより性と生殖にかかわる知識と決定権を奪われた女性。魔女裁判では、医師は、どの女性が魔女であり、どのような病が魔術により生みだされるかを立証し、審理の全体にわたって科学のお墨つきを与えるべき専門家であった。治療できないものはすべて魔女のせいにされたので、魔女狩りによって、医師の一般的な無能さは容易に隠蔽された。「女の迷信」と「男の医学」

の区別は、まさに裁判で、医師と魔女とが果たした役割として編成されたのだ（Ehrenreich & English）。

一七世紀になると男性助産師が登場し、同世紀末までに助産術は男性のものとなる（Clark, 1968; Donison, 1977）。初期の床屋兼業の外科医が、手術道具のなかでも法的に格付けされた鉗子を用い、技術的優秀さを自負していたのに対し、鉗子の危険性をすでに告発していた女性は、法によって外科手術の領域から締めだされた。だがこうした女性たちは、子宮脱の手術ができるなど外科手術にも熟達していた（Sutton, 1977, p.13）。やがて助産術は、とくにイギリスで、地域での仕事から金持ち連中相手のビジネスとなり、公式に認められた医師の手に移る。

一九世紀の米国には、ヨーロッパの歴史とは多少異なる重要な側面がある。多くの女性治療師および黒人や先住民を含む様々な民族の男性医師が体現する民衆医学の知識と、新たに台頭する科学的な公式医学の代表者たちとの対決、衝突である。この対決においては民衆知の優位が続き、女性を主たる担い手とし、自身の肉体を知ることとともに予防にも力点をおく「公衆衛生運動」が誕生した。この運動は、その最も過激な部分は医療行為により報酬を得るという考え方さえ拒否するもので、大学出の「正規の」医師に対して、そのあやふやな知識や、民衆を犠牲にする富裕層の出身であることに誇りをもっていることを、強く批判した。「公衆衛生運動」の絶頂期（一八三〇―一八五〇）は、この組織と大幅に重なる組織的フェミニズム運動の誕生と一致している。医療に対するこの民衆的な運動が、階級的、フェミニズム的展望を有していたこと、より良い、より充実した医療活動のためだけでなく、「正規の」医学が想定するものとはまったく異質な医学を求めて奮闘したことは重要である。

正規の医師たちは、一九世紀中には医学の独占に至らなかったが、今世紀初頭にはロックフェラー、カーネギー両財団の介入で、それが突如として可能になった。事実米国は、このころ世界第一の工業国となり、最初の巨大金融支配が形成され、富の集中による広範な慈善活動が組織されていた。両財団の慈善プログラムは、国民の社会的・文化的・政治的活動のなかに支配階級ののぞむ新たな態勢をつくりあげようとするもので、その中心に「医療改革」が据えられていた。これにより、一九〇三年以降、すでに確固とした資金的基盤を有し、一八九三年設立のジョン・ホプキンズ校のガイドラインにみあう改革を始めようとしていた医学学校には、莫大な融資が流れこんだ。これらのモデル校は、病原菌理論を提唱した独仏の科学者に啓発された米国人医師たちが帰国後に設立したもので、改革を主導する役割を担った。病原菌理論は、歴史上はじめて病の治療と予防に対する合理的基礎を提供するものだった。そこで、帰国した医師たちは、地域の慈善事業家の融資で、初の独式医学学校、その名もジョン・ホプキンズを設立したのだった。だが、モデル校のなかでももっとも資金が潤沢であったジョン・ホプキンズ型の学校に対して、生徒の大半が女性や黒人や貧しい白人であるようないくつかの学校は、この慈善事業の実行責任者であるアブラハム・フレクスナーの強い批判をうけ、その一九一〇年の報告書によって閉校を余儀なくされた。

こうして医学は、その担い手の圧倒的多数を男性とし、中産階級や大ブルジョアジーのものである長期で高額の大学教育を通じてのみ学ぶことのできる「高等な」学問の一分野となった。学歴称号に関する新たな法は、米国の多くの州で正規の医師による医学の独占に法的正当性を与え、やがては、新しい法により助産婦までもがその活動領域から締め出されていく。助産婦は、産褥敗血症や新生児眼炎の責任を押しつけられ、もっともらしい非難をうけた。だが、進歩的改革派は、眼炎予防の点眼などの簡単な助言や治療を実行しようとはせず、一九一二年刊のジョン・ホプキンズ博士の研究では、当時の米国人医師の大多数は助産婦よりも能力的に劣ることが明らかであったにもかかわらず、助産婦を非合法とする道を選んだ。そして産院は、母子にとって必ずしも安全ではない外科技術を節操なく用いる専門的医師の手で、管理されるようになった。助産婦非合法化の結果、治療費を支払えない貧しい女性たちは援助もなく放置され、一部では実証もされているように、母子ともに劣悪な状況に置かれた（Ehrenreich & English, 1975 邦訳四五 - 五〇頁）。

一九世紀の米国に根づいた正規の専門医学には、実質的に女性の行動を管理する強力な道具として機能する、女性を対象にした分野があり、それは、女性への性的刺激が不健全だとみなされていたことから、性器切除のような誤った去勢の実行や、多種多様で一定しない体の不調に対する卵巣切除に具現されることとなった。だから今こそ「西洋文明における女性性器破壊の歴史」が書かれるべきだ。エーレンライクとイングリシュは、先の著書で、性器切除の最後の手術例は、その執筆（一九七三年）からおよそ二五年前の、自慰行為をしていた五歳の女児であるとしている。だが、性器切除の支持者は一九世紀のヨーロッパにも、それも公式医学を代表する人々のなかにもいたのだ。たとえば、安全な外科技術の創始者とされている、ロンドンのパディントンにあった聖マリー病院の医師アイザック・ベイカー・ブラウンである（Sutton, 1997, p.10）。彼は一八六五年、ある種のてんかんやヒステリーは性器切除で治癒する可能性があるとする論説を発表したが、その実際の成功例は公表しなかった。このため幸いにも、彼はロンドンの産科学会から追放されたが、それにしても欧米では、この他にもどれほどの女性に対する犯罪が、こともなげに犯されているのだろうか?

一九世紀の米国に対するエーレンライクらの考察に戻り、専門医学においては中・上層ブルジョアジーの女性が病人のモデルとされていたことを強調しておこう。専門医学はこのモデルに対して、女性の体の生物学的特徴そのものとされた病気の継続性を強調するとともに、不断の往診や隔離や「安静」に代表される消極的なタイプの治療が必要であるとした。生殖以外の機能をもつすべてのエネルギーは生殖エネルギーを犠牲にして活動するという、いわゆる「エネルギー保存説」を根拠に、女性はあらゆる知的な、生殖以外の活動を控えるよう勧められたのだった。だが、卵巣摘出の蔓延に導く女性の肉体への血なまぐさい攻撃は、米国においても女性のもつ医学的知識を否定しつつ、エーレンライクらが「卵巣心理学」とよぶ理論の形成にともなって進行した。この理論により、子宮や卵巣は女性の体のリズムを全体として支配しているとされ、卵巣は、女性の全人格に影響を及ぼしていると考えられた。よって、女性の「生来の特徴」とみなされていたものの変調は何であれ、たとえば異常なまでの感じやすさや性的欲望の表明は、卵巣の病気のせいだとされた。当時の男性が、女性の性を病理と仮定しておこなった数々の蛮行についてはは省略し、人格障害に対して婦人科医が広く用いたきわめて残酷な治療法、卵巣摘出に注目しよう。

卵巣の摘出手術は、一八六〇―一八九〇年に数千件も行われている。そのための特別の理論が、一八七二年にジョージア州ローマのロバート・バティ博士が主張した、病気ではない卵巣を切除するいわゆる「正常卵巣摘出」である。エーレンライクらは、ベン・バーカー・ベンフィールド博士が書いた、この手術が必要とされる症状を記している。「適応としては、倦怠感、過食症、自慰、自殺未遂、色情的傾向、被害妄想、単なる「強情」、月経困難症など様々な症状があった。こうしたきわめて多様な症状のなかでも、医師がもっとも安易に卵巣摘出を指示するのは、女性の側に強い性的欲望が見られる場合であった」。

患者は通常、その御しがたい行動を嘆く夫によって外科医のもとに運ばれたが、またもバティ博士によると、手術後にはより「扱いやすく、行儀よく、勤勉かつ品よく」なった。当時の手術状況を考えると、どれほど多くの女性にとって、この懲罰としての治療が実質的には死刑となっただろうか。だから、ときには手術するという脅しだけで、充分に女性たちを服従させることができた。医師のなかには、一五〇〇から二〇〇〇の卵巣を摘出したと公言する者もいた。バーカー・ベンフィールド博士によれば、「摘出した卵巣を皿にのせて、医学学会でトロフィーのように手から手へ回した」(Ehrenreich & English 邦訳一一一 - 一一二頁 一部改変)。

子宮摘出についても、子宮はヒステリーや月経時の憂うつなど、今日なら「月経前症候群」とよぶ非常に様々な肉体的不調をひきおこすという医学理論がつくられていた(Sutton, 1997, p.16)。当時は知識がなかったために手術の前に手も洗わず、手袋やマスクもつけなかったのだが、医師たちは、自分の能力を誇示しようとして子宮摘出を多くの人々に見せつけるようになった。他の医師はもとより、友人や多くの無関係な人々を、手術に立ちあうよう招くのである。麻酔もされず、胸骨から恥骨にかけてメスがはいるのを感じながら、地獄のような痛みを孤独に耐えている女性の苦痛には何の注意も払われなかった。[27] クロロホルムなどを用いた初期の麻酔が登場して以降もなお、手術に耐えようとする患者の緊張が術後の回復の支えとなるとして、麻酔を用いないと公言する医師もいた。そのなかには、一八四三年に英国マンチェスターで初の腹式摘出手術を執刀した（患者は不幸にも出血多量で死亡）著名なチャールズ・クレイ博士もいる。彼は卵巣切除を「卵巣摘出」と命名した医師でもあり、子宮摘出においても定評があった（三九五の執刀例のうち死者は二五名のみ）。クレイ博士は、患者が麻酔なしで手術に立ちむかおうとする決意を治癒能力の証とし、麻酔は用いない方がよいと主張した（Sutton, 1997, pp.4, 6）。これはあるいは、当時の婦人科学では、女性は苦しむべきだという古くさい考えが広く受け入れられていたからなのだろうか？[28] C・サットンは、とくに腹式手術の死亡率が高かったにもかかわらず、多くの女性が手術をうけたことに驚いている。それにしても、すでに卵巣摘出について見たように、これらの女性たちは、夫や兄弟や父親や医師たちの手で、懲罰の意図やサディズムにより、あるいはサディズムと職業上の興味により、いかに多くの強制や暴力を被ったことだろう。男同士の共謀で、いかに多くの身の毛もよだつほどの苦痛が、女性の肉体に無意味にひきおこされただろう。

現在の問題

近代婦人科学の「祖先たちの罪」ともいうべきこの全般的考察の最後に、この歴史を、子宮摘出（および卵巣摘出）が蔓延している現代につなぐ連続性を問うべきだ。子宮摘出は、女性の知がみずからの生殖器を治しはしても破壊しようとは考えもしなかったのとは対照的に、女性の肉体に対する攻撃と収奪のひとつの形なのである。

このことが現代においてもつ意味を考察し、検証するうえで、サットンが論じている米国の例は興味深い。麻酔や抗凝血薬、抗生物質により、まさに二〇世紀になって新たな治療が確実になったときに、子宮摘出が爆発的に増加する。子宮摘出は、今日の米国では毎年六五万件以上も行われ、その総コストは三〇億ドルにものぼるありふれた手術である。[29] 一九八〇年代末には米国人女性のおよそ五〇％がこの手術をうけたが、サットンのいうとおり、子宮の様々な病理に対して技術的に数々の治療を選択できる時代の話なのだから、この膨大な手術件数は、手術が過剰におこなわれている度合を示しているともいえる。

これが、西洋でもっとも普及した手術のひとつであることは確かだが、M・M・リャンは、国や社会階層により多大な格差があるとして、病理と手術の関係に疑いを投げかけている（Ryan, 1997, pp.23-24）。リャンは、様々な国で手術数の一定の減少があったとし、にもかかわらず米国では、現に六四歳までに四〇％の女性が子宮摘出をうける可能性があり、オランダではより少ない割合であるとする。多くの研究者によれば、オランダでは、女性の三人に一人が、六〇歳までに子宮を摘出される可能性がある（Dranov, 1990）。リャンの引用するオーストラリアや米国の研究が明らかにしているように、西洋でこの手術をうけるのは、大半が裕福ではなく教育のない女性である。このことは他の研究によっても確認されている。[30] より貧しく、摘出の勧めの妥当性をみきわめる手段をもちあわせていない女性ほど、不要な手術をうけさせられる割合が高く、医療の職業上・制度上の利害にますます犠牲になりやすいということだ。もっとも、無意味な医療コストを負担しなければならない点では、すべての人が同じように犠牲者である。リャンはさらに、丁寧なインフォームドコンセントに立脚すれば、摘出手術をうける女性が減ることに注目している。[31]さらに、手術のメリットやデメリットの評価について、患者の判断はほとんど考慮されず、患者は「消費者」としてでさえその評価に参加できないという。ここでリャンは、「消費者」としての視点の考慮を、さしあたり過渡的に受け入れられるべき方向性ととらえているらしい。患者を客体とみなすのをやめ、患者を主体とするという公式医学にとっては困難な移行のなかで、この主体は、市民としての、より端的かつ本質的には人間としての顔をもつようになる前に、消費者としての顔をもつことから出発するのだ。

ふたたびリャンによれば、九〇年代になると、女性たちは子宮摘出について、手術の手順、治癒までの全プロセス、その効果と危険性、その他の選択肢などを知ろうとしはじめた。リャンは、それがあらゆる国々で、有無をいわせぬほどの強い力となっていることを強調している。

ここでの記述にあたり、私は、子宮摘出のデメリットを論証しようとしたときの、あのむなしさをまた感じた。当然なされるべきことをあえて要求しなければならないのだから。西洋民主主義の紆余曲折の歴史において、子宮摘出の手続き、危険性、術後の回復、そして何よりもその代りとなりうる選択肢について知る権利が、主体としての女性に認められれば画期的である。すでに確認されているべき諸権利を明確にすることがこれほど困難ななかでは、子宮摘出の勧めに対し、医師に切除しようとする器官（とくに卵巣）や組織を逐一特定させ、女性たちに、それを認める前によく考えるよう促すべきだ。決定の前に、あらゆる角度から情報を得るまでの時間を稼ぐのだ。イタリアで新しい「ガイドライン」が制定され、婦人科学が新しい方向性を示したとしても、誰しも女性から、本人の同意なく何ものをも奪うことはできない。また同様に、切開や縫合の種類を特定させることも重要である。醜悪な縫合は女性と現代科学の水準に対する侮辱であり、許容されてはならない。

歴史と現在という問題に戻ると、性と階級の闘争史において、子宮摘出が今なお存在する理由のひとつは、女性に罰を与え、虐待し、その人格を否定しようとする意志、あるいは畏怖の対象でもある女性に対する多少とも潜在的な男性の復讐心が、存在しつづけているからではないだろうか。

オルタナティヴな経済原則にしたがって発展を続けたとしても（そうなれば婦人科学も否定されるであろう）、子宮摘出に関するこれほど強い主張や理屈は存続するだろうか。ここに引用した諸研究が他国の例で示したことは、イタリアに対しても、過剰な子宮摘出やその本当の理由、手術の比率や方法の確認にしむけるさらなる理由となる。

イタリアの子宮摘出数は多い。イタリア産婦人科学会は、一九九七年一一月一七日の声明で、年間四万件におよぶ摘出を告発した。一九九六年における全国の女性人口が二九五一万五五七七人であるから、イタリア女性の八人に一人が生涯のうちに子宮摘出をうけると予測しうる。※17

ヴェネト州に関していえば、一九七〇年代以降に多くの国でみられた減少傾向はまったくあてはまらない。同州の子宮摘出数は非常に多く、増加さえしている。一九九三年には五九〇九件、一九九四年に六一二〇件、一九九五年に六三二六件、一九九六年に六六八五件である。一九九六年には、摘出をうけた女性の多くは四〇歳から六九歳であり、なかでも四〇歳から五三歳に集中している。一九九六年における同州の女性人口は二二七万八五三五人であったから、同年の摘出件数六六八五件は、ヴェネト州の女性が四人に一人という全国平均の倍の割合で子宮を摘出されていることを示唆している。

問いを投げかけること、用心深くなること、そして何よりも、他に選択肢のない重病が原因ではないのにこれほど高率の国や州の統計を、女性の側から評価し、反省を促す力を発達させること、これらはどうしても必要なことである。病気を実際よりも重い、治療不可能なものとする症例研究があまりに多く、患者が医療制度に対する強い不安や疑念を抱いている現状では、なおさらである。一九九七年秋には、一九五〇年代には頻繁におこなわれていた扁桃腺切除の急増がテレビで報道されたが、それは扁桃腺切除が病院にとっては実際、経済的に都合がよいからなのである。そして、以前から告発されているように、新しい生殖技術も、患者にあいまいな不妊状態を想定することで濫用されかねない。この二例をあげるにとどめるが、研究レベル、研究結果の公表、そして実践における医療のひずみはメディアによって大いに非難され、市民は、直接経験せずともこれを無視しえなくなっている。公式医学にしばしば見られるこうした濫用とゆきすぎ、病気の治療ではなく生産と永続化は、周知のように市民を別種の医学へと向かわせている。公式医学はそれ以外の医学の否定と抑圧のもとに誕生し、幸運な発展を遂げたが、こうした市民の動きが、公式医学を別種の医学や、人間のほんとうの必要や知性と実際にむきあわせるように、また、代替と介入を目的とする好戦的な破壊の論理によって不当な手術をおこなう考え方を放棄させるように、私は願っている。永遠の患者へと変貌させられることによる市民の精神的、物理的、経済的損害は甚大である。

戦争は、またとない改造のチャンスである。大量の生きた／死んだモルモットをあてにし、身体に関する知識の実験場として、今日ではかつてないほど多くの機会を提供している（Dalla Costa, 1995; 1996, p.38)。純粋に人間的な視点からみても、戦争に匹敵する都市改造の試みや、外科技術の革新はない。一〇〇人が殺されているときに、一人を救う医薬品の発明は意味をなさない。とくに戦争は、戦争とは本質的に関係がないとして、また、戦争とは別種の論理にもとづくとして、新たな医薬品や外科技術の発見を妨げる。二〇世紀が終わろうとしている今、人類の必要と医学を対立させる戦争の論理は、人類最後の共有財を商品としてとらえる経済的ネオリベラリズムによって、人間の生とそれを包む物理的かつ社会的な肉体を商品におとしめる、あの単一の市場という思想に新しい活路を見いだした。国際レベルでは、健康という基本的な管轄領域で国家責任が縮小しているが、そこでは、医療が周知のように市民の安全を脅かし、コストを高め、ときには命さえ奪って、医師の立場、選択、行為の重要性をはっきりと示している[32]。社会的身体ともかかわる物理的肉体の完全性を何よりも尊重し、戦争と破壊と死の千年紀に対立し、伝染病や障害を生み出しながら生物を解体し、人々の生の基盤を奪う現実政治に対抗して、生と健康の営みに新たな千年紀をひらく、そのために人々がおこなっているグローバルな大闘争において、新しい人間性を追求し、医学に新しい尊厳を求める多くの医師が、医学の創始者たちや現代における市場と戦争の支配に反旗をひるがえすことを期待しよう。女性たちはすでに自らの闘いを開始し、独自の国際的ネットワークを形成している。[33] これらは攻撃や破壊とは無縁のやり方をつくりだし、それを世にひろめることで、収奪と暴力の大いなる歴史から女性の肉体的完全性を守るだろう。南と北の様々な国で、身体に対しては食物と健康を、共同体に対しては安定と生存を保障するものとして、母なる地球そのものの完全性を守り、回復しているように。

[原注]

この報告は、一九九七年一二月六―八日にかけてパレルモで開催されたイタリア産婦人科学会主催の会議「診療所、地域、軍医療における婦人科医養成のための会合」にむけて作成されたものをもとにしている。

(1) これは、大都市における初の自主運営による診療所であった。こうした診療所に関する文献は数多い。とくにジュルダンの著書を参照(Jourdan, 1976, p.48)。

(2) ピアッジョの著書(Piaggio, 1976)は良質の報告であるが、七〇年代の経験、証言、闘いから生まれた医療の問題に関する文献は多岐にわたる。医師のふるまいにおけるサディズムについては、注3の事例およびその参照文献にゆだねる。

(3) フェッラーラの家事労働に賃金を要求する女性グループの編著書を参照(Gruppo femminista per il salario al lavoro domestico a Ferrara (a cura di), 1978, p.145)。同書には、医療制度に対する女性の運動に関する事例が豊富である。なかでも、パドヴァ市民病院の産科で数カ月間に三人の女性が死亡したことで、この病院に働く女性たちがすべての女性運動に連帯して組織を結成したことが記されているが、妊産婦の死亡は当時の医療機関では珍しいことではなかった。同書はさらに、多くの新生児がけいれんや損傷にみまわれたフェッラーラの聖アンナ病院での出産状況にも言及している(ibid., p.50)。麻酔なしで掻爬や縫合を行うといった理由のないサディズムにも触れている。中絶については、それが悪状況下でなされたために死に至った多くの例をあげている。当時も今も、中絶を決意するのはすでに子供のいる母親がほとんどである。一九七六年四月七日、パドヴァ市民病院で二児の母親（二七歳）が死亡したのを機に、同市の女性たちは産科学の教育や診療にかかわる部所を占拠した。その前日にはトラーパニで、三児の母親であるM・ローザ（二五歳）が、無責任な医師と助産婦によって知らないうちに子宮を取られ、それが原因で夫に捨てられたうえに、堕胎罪で懲役三年を宣告された。

（4）malsviluppo は英語 maldivelopment の訳語であり、エコフェミニストの文献でよく用いられ、その結果、別の思想的文脈においても使われるようになってきた。開発に「誤った」と「男性の」(male) という二重の意味をあてこんでいる。「男性的だから誤っているのか」という問については、読者の判断にゆだねる。

（5）多くの研究者と同じく、土地の収奪とその商業目的への転用、化学とバイオテクノロジーの投入や戦争による土地の破壊が、世界の飢餓と貧困の第一の原因と考えている。土地の再生力を回復させるには、土壌をよみがえらせるエコロジー的農業を復活させることである。民衆による土地の占有とエコロジー的・経済的に持続可能な農業は、民衆が地域に根をおろし、日々の糧を得るための第一の条件である。だが今日人々は、そうした権利や可能性を奪われ、たえず土地から引き離されて移民を余儀なくされている。こうした問題や国際債務に関する誤解については我々の編著書を参照(M. Dalla Costa e G.F. Dalla Costa, 1996)。

（6）一九九二年に設立されたラ・ヴィア・カンペジーナは、この意味で、中央アメリカからインド、フランスまでの農民のネットワークをつなぐ最大組織のひとつである。その基本方針は、生物を基準とした土地利用と農業を意味する「食物主権」である。この傘下にあるインドの「カルナータカ農民連合」は、農業の「実験市場」への依存を強める自己再生のできない人工種を大企業がおしつけるのに対し、自然の品種を集め、保存し、民衆にいきわたらせるセンターをつくった。米国については、九〇年代には、農薬や品種改良とは無縁の新鮮な食物を得るための有機農業が全国的に盛んとなり、その回復を求めて様々な形で農民が組織されはじめたことを指摘しておこう。さらに、そのように生産された食物の地域における安価な流通を保証するネットワークとして、「コミュニティ・フード安全連盟」がほぼ全米レベルで結成された。東京の近郊では、同様の試みがすでに七〇年代から発足している。一九九六年一一月一五日、国連食糧農業機関（ＦＡＯ）の会議と並行してローマで開催された「女の食糧デー」で、私は「新自由主義、土地、食料問題」として食糧問題について報告した（Dalla Costa, 1997）。農業を再び地域に根ざしたものとし、生物学的基準でおこなおうとする試みについてはMander e Goldsmith（eds.）, 1996を参照。

（7）とくにその土地に古くから住む、多くは第三世界の女性たちの知恵を示唆している。それは、大地が再生できるよう「適度に採集し、返す」形で大地から食物を得るために、何世紀にもわたって培われ、伝えられてきた（Shiva, 1990）。こうした知恵は、資本主義的関係の拡大と、土地の「生産力を高め」て水の供給を「増やそう」とする政策により、たえず破壊の危険にさらされている。だが、ヴァンダナ・シヴァが論じているように、「水は『増やす』ことも『つくる』こともできない」（Shiva, 1990）。ここで彼女は、破壊的農業と保存的農業の論理の対立／衝突や、破壊的農業が民衆の生存可能性や生活の質に及ぼす影響を分析している。シヴァの観察しているのは主にインドだが、こうしたことは、西洋社会の私たちの生活の質にも同じようにかかわる世界的な問題である。

（8）ここで「罠」というのは、後述するように、症状の重さよりも患者の年令を考慮し、年配で子宮に何らかの疾患があるというだけで、現に女性を子宮摘出の危険に陥れるような診察の仕方を指している。一九九七年一一月一七日にイタリア産婦人科学会がローマで配布した報告のデータは、これを裏づけている。この報告は、イタリアでは毎年四万件もの子宮摘出がおこなわれているとし、子宮疾患の多くにダメージのより少ない解決法を利用できる今日では、この数は多すぎるとしている。同じく根拠となるのは、本書でも引用する英語文献のデータを用いてイタリアおよび全世界の子宮摘出数の多さを批判した、フランチェスコ・コレンギの記事である（一九九七年三月一三日付『レプブリカ』紙）。彼はここで、世界、とくに米国において、子宮摘出は帝王切開に次いでもっとも多い手術であるとしているが、イタリアで、この二つが他の手術に比べてどの程度の頻度でおこなわれているのかは述べていない。いずれにせよ、最近の統計をもとに、イタリアでは女性の六人に一人が六〇歳までに子宮を摘出されるとし、米国ではこれが三人に一人、フランスでは一八人に一人であるという。コレンギによれば「子宮摘出は、更年期にみられる体の不調があると、外科医が即座に反応してこれをもちだすほど一般的になってしまった」。もちろん、無益な肉体的損傷に対してより慎重で、適切な診療をおこなう医者もいることは強調しておくが、コレンギの記事は、あまりにも多すぎるこの周知の手術を、データをもとに告発しているのだ。

（9）筋腫は周知のように、子宮疾患のなかでもっとも多いもののひとつで、特別な場合を除けば、ホルモン治療などの様々な方法や子宮を保存して筋腫のみを切除する核出術で治療しうる。閉経とともになくなることもある。にもかかわらず米国では、イタリアでもこうした検証がなされるべきであろうが、筋腫は子宮摘出の第一の理由で三三％を占め、ガンは摘出理由の一一％にすぎない。こうしたことや子宮摘出の理由となる他の疾患については「子宮摘出とその代替治療」（*Hysterectomy and It's Alternatives,* 1996）を参照。同書によれば、生命の危険があり、ほかに有効な代替措置がなく子宮を摘出せざるをえないのは、子宮や卵巣のガン、産後の出血がとまらないとき、重度の骨盤感染の三つの場合である。

（10）私はパドヴァ在住の問題の女性フランチェスカ・ランパッツォにそのいきさつを公に話してもらうことにした（本書一三九—一四〇ページ）。

（11）このように、生じる可能性のもっとも高いものをとりあげるのは、この場合に子宮摘出を選ぶことが正当ならば、別の病気の場合でも、医学は方法を正しく選択できるだろうからである。たとえばドラノフは、子宮内膜症は、ホルモン投与や掻爬[※18]その他の方法でも治療できるにもかかわらず、子宮内膜再生の際に細胞がガンにかわる可能性を「防ぐ」ためとして、四〇歳以上の女性に対する子宮摘出の理由にされているという（Dranov, 1990, pp.36, 38-4）。前述したイタリア産婦人科学会の報告も、子宮内膜症については子宮摘出よりも掻爬をすすめているので、イタリアにおいても似たような診療例が検証されるはずである。

（12）四五歳以上になると、子宮摘出の際の卵巣摘出はほぼ当然とみなされている。

（13）閉経前の（卵巣摘出をともなう）子宮摘出をとくに考察するのは、これがもっとも多いケースだからである。閉経後の摘出にも、閉経前の摘出と同様の悪影響がある。すなわち、摘出手術による腹部の傷痕、膀胱下垂や直腸下垂、輸血の必要とそれによる感染の危険性、そして精神的ダメージ。さらに、子宮が閉経後も果たすであろう機能を手術で取り去ることからくる否定的な影響もある。卵巣については、閉経後も少量ではあるが、しばらくはエストロゲンを分泌しつづけることがわかっている。[※19]

（14）偏見にみちた医師のふるまいや発言の例として引いたことはすべて、私自身が経験するか、他の女性たちの経験から確かめたことである。

（15）イタリア共和国憲法第三二条は「何人も、法律の規定によるのでなければ、特定の保健措置を強制されることはない」と定めている。また第一三条には「人身の自由は侵されない」とある。

(16) 職業倫理法第二九条、第三一条は、まず第一に患者に対する情報提供について規定し、第二に、患者の「肉体的完全性」に影響がありうる場合、インフォームドコンセントは、患者がその意思を明確に文書で示さなければならないとする。第三四条は、必要かつ緊急で、患者が意思を表明できない場合、医師は救助と必要不可欠な治療のみをおこなうのでなければならないとする。第五〇条は、患者が食事をとるのを拒否したとしても、医師は人工栄養などを強制してはならず、患者を援助する以上のことをおこなってはならないと定めている。

(17) ペンシルヴァニア大学病院のセルソ・レイモン・ガルシア博士はこの主張に反対して、卵巣摘出は、女性が卵巣ガンによく似た種類のガンにかかることを防ぐことはできないとしているし、子宮を摘出し卵巣を保持している女性は、卵巣ガンにかかる可能性が格段に低いことを示す研究もあるという(Dranov, 1990, pp.36, 38-41)。

(18) 先のコレンギの記事にゆだねるが、この記事の情報は、米国などの他の資料集によっても確認できる(*Hysterectomy and It's Alternatives*, 1996)。

(19) こうしたことは、子宮摘出をうけた女性たちの語るところに対応しており、それは以下の文献でも確認できる。(Dranov, 1990, pp.36, 38-41; Hysterectomy, 1994; *Hysterectomy and It's Alternatives*, 1996)

(20) ナディア・ベリーニは、三四歳の時に子宮筋腫のためアゾーロの病院で子宮摘出手術をうけたが、そのときの輸血でエイズに感染し、一九九二年一月七日、三九歳のときにパドヴァで亡くなった。多くの女性にかかわる問題に立ち向かおうとする今、このことに触れるのは、彼女が私の親しい友人であったというだけでなく、人間の体に触れる以上は医師の態度がきわめて慎重なものであってほしいと願うからである。

(21) Dranov, 1990, pp.36, 38-41.

(22) Agency for Health Care Policy and Research, 1996, 31 otobre.

（23）Dranov, 1990, pp.36, 38-41.

（24）先のコレンギの記事を参照。

（25）シヴァによれば「もうひとつのノーベル賞〔ライト・ライブリフット賞〕に象徴されるように、地球社会の一部の人たちは、こうした進歩と啓蒙の概念に挑戦するチプコの運動に合流している。ヘンワル・ガティの女たちが、昼の日なかにランタンをつけてやってきて、森林の産物は木材と収入だけでなく土壌と水であるという『光』を林業の専門家に示したのは一〇年前のことだが、それ以来ほかの人たちも彼女らの戦列に加わって西欧の専門家の専売特許となってきた啓蒙の『光』のシンボルに挑戦するようになった」（Shiva, 1990, 邦訳二三四‐二三五頁）

（26）ドラノフによれば（Dranov, 1990, pp.36, 38-41）、米国ではヨーロッパよりも子宮摘出が広くおこなわれており、三人に一人の女性が六〇歳までにこの手術をうけるが、その五〇％に合併症がみられる。さらに子宮摘出手術の四五％があわせて卵巣をも摘出しているが、それにはメリットよりもデメリットの方が大きいとする。『子宮摘出とその代替治療』（*Hysterectomy and It's Alternatives*, 1996）は、子宮摘出手術で年間五〇〇人が死亡しているとし、血栓を防ぐ作用のあるプロスタクリチンや卵巣ホルモンの欠如により、脳血栓や心筋梗塞の危険性が高まるなどの様々な否定的影響について詳しく述べている。また、保健統計センターの資料を用い、米国における子宮摘出は一九七五年の七二万四千件から一九九六年の五五万六千件へと減少しているが、これでもなお多すぎるとし、手術の三〇％は必要がないという。手術の七四％は三〇歳から五四歳までの女性に対するもので、六五歳までには女性の三七％がこれを経験するという。さらにこの記事によれば、米国内の子宮摘出数は州によりかなり差があり、患者側の弁護士たちは、必要のない子宮摘出は、医師がこの手術を選ぶように教育されていること、自分の都合や利益のために手術を勧めることが理由であるとみている。

（27）パリでペアン博士が執刀した初期の子宮摘出手術の描写は、目を閉じて横たわる裸の若い女性を男たちがとりかこみ、手術がまさに始まろうとしているところを描いたもので、意味深長である。この絵は先述のピアッジョの著作やサットンの記事など、数々のフェミニストの文献に掲載されている（本書七三頁）。

（28）このように疑うのも、産院における麻酔の発明者であるジェイムズ・ヤング・シンプソン（一八一一―一八七〇）がこう述べているからである。「クロロホルムの使用を敵から守らなければならない。医学的、道徳的な理由だけでなく『神から妊婦の必死の祈りを奪う』として麻酔に反対する者たちもいるのだから」（Guthrie, 1967, p.288）。また、中世の教会は、旧約聖書に「汝は苦痛のうちに子を産むだろう」とあることを理由に、陣痛を除去する薬草の使用を禁じていた（Federici e Fortunati, 1984）。三千年期が始まろうとする今なお女性は出産で苦痛を味わうのだから、医学は一致団結してこの規則を守ってきたのだ。西洋医学には硬膜外麻酔という方法があるが、評価が分かれるうえ、どの病院でもおこなうというわけではない。※20 東洋医学では、中国の鍼治療を用いると、苦痛のない出産が可能である。病院組織に鍼治療の専門家をおけばすむことであろうに。

（29）これは保健統計センターによる全米の子宮摘出数、一九八五年の六七万件、一九八一年の六七万四千件に対応している。注（26）で述べたように、このセンターの記録によると一九七〇年代以降の摘出数は減少しているが、市民グループや女性に別の治療法を勧める医師たちは、これでも多すぎるとしている（*Hysterectomy and It's Alternatives*, 1996）。

（30）一九八八年のニューヨーク州保健局の研究によると、非白人女性の子宮摘出率は、白人女性より三九％も高いという。米国内の地域的格差については、南部での摘出率がもっとも高く、これは、医師の養成方法の違いや治療費の問題に原因があるとされている（Dranov, 1990, pp.36, 38-41）。子宮摘出をうけるかどうかについては地域的・民族的・社会経済的要因がかかわっているという指摘もある（Agency for Health Care Policy and Research, 1996, 31 ottobre）。

（31）米国では、二つの州だけが、子宮摘出の危険性やその代替治療法について女性に情報を与えるよう医師に求めている（Dranov, 1990, pp.36, 38-41）。

（32）ここで我々の批判は、全市民が負担せざるをえない医療費の無駄遣いをなくそうとする意味での合理化に対立するものではない。が、不確実な手術や実験や治療の選択、医療サービスの質的低下、サービス向上に必要な専門的人員の削減、安全性の切り捨て、そしてとくに、「民間活力」を導入して利用者負担を増やすような形での「合理化」には反対する。こうした「合理化」は、実際には、経済的コストとして全市民の負担となり、多くの人が医療費を払えずにサービスを利用できなくなるので、手術の適切な実施や医療コストの減少にはならない。

（33）子宮摘出やその他の問題については、自分たちが直接経験したことを証言しようとする女性たちの自主グループや組織により、インターネットに医学関係のサイトがつくられている。地球規模の水平的な遠距離通信が呈する新しいデモクラシーが、全世界の女性と市民に、乱暴な医療からよりよく身を守るだけでなく、自身の体について知り、基本的な共有財である真の医学的知識を再確認することを一刻も早く可能とするよう願っている。

参考文献

AHCPR (Agency For Health Care Policy And Research) (1996, 31 ottobre) *Funding Studies on Hysterectomy vs. Alternative Treatment for Uterine Conditions*, comunicato stampa (http//www.Ahcpr.gov/news/press/hystpr.htm).

American Health (1990), settembre, 9 (7) (http//www.americanhealth.com).

Baillière's Clinical Obstetrics and Gynaecology, Hysterectomy, vol. 11, n. 1, March 1997, Baillière Tindall, London, Philadelphia, Sydney, Tokyo, Toronto.

Clark, A. (1968) *Working Llfe of Women in 17th Century England*, Frank Cass Co., London.
Collenghi, F. (1997) “Un utero da salvare. Le alternative all’isterectomia”, in *La Repubblica*, 13 marzo.
Cutler Winnifred, B. (1990) *Hysterectomy: Before and After*, Harper and Collins.
Dalla Costa, M. (1995) “Capitalismo e riproduzione” in *Cns Capitalismo natura socialismo*, n. 1.
Dalla Costa, M., e Dalla Costa, G.F. (a cura di) (1996) *Donne, sviluppo e lavoro di riproduzione. Questioni delle lotte e dei movimenti*, FrancoAngeli, Milano.
Dalla Costa, M. (1996) “Sviluppo e riproduzione”, in Dalla Costa M. e Dalla Costa G.F. (a cura di) (1996).
Dalla Costa, M. (1997) “Neoliberismo, terra e questione alimentare” in *Ecologia Politica*, n. 1.
Donnison, J. (1977) *Midwives and Medical Men*, Schocken Books, New York.
Dranov, P. (1990) *American Health*, settembre, 9 (7).
Ehrenreich, B. e English, D. (1975) *Le streghe siamo noi. Il ruolo della medicina nella repressione della donna*, Celuc Libri, Milano.（長瀬久子訳『魔女・産婆・看護婦——女性医療家の歴史』一九九六年、法政大学出版局）
Federici, S. (1984) “la caccia alle streghe” in Federici S. e Fortunati L. (1984).
Federici, S. e Fortunati, L. (1984) *Il grande Calibano. Storia del corpo sociale ribelle nella prima fase del capitale*, FrancoAngeli, Milano.
Fortunati, L. (1981) *L’arcano della riproduzione*, FrancoAngeli, Milano.
Goldfarb Herbert, A. e F.A.C.O.G. M.D. con Greif, Judith, R.N., F.N.P. C. (1997) *The No-Hysterectomy Option, Your Body-Your Choice*, John Wiley & Sons, New York, Chichester, Weinheim, Brisbane, Singapore, Toronto.
Gruppo Femminista per il Salario al Lavoro Domestico di Ferrara (a cura di) (1978) *Dietro la normalità del parto*,

Marsilio Editori, Venezia.
Guthrie, D. (1967) *Storia della medicina*, Feltrinelli, Milano.
Hysterectomy (1994) in Mayo Clinic Health Letter, June (sito Internet).
Hysterectomy and It's Alternatives (1996) (http//www.denverrmn.com/health/ar-hyste.htm).
International Journal of Gynecology (and) Obstetrics (1997) *Second World Report on Women's Health*, vol. 58, n. 1, July.
Le operaie della casa, rivista femminista uscita negli anni Settanta, Marsilio Editori, Venezia.
Jourdan, C. (1976) *Insieme contro. Esperienze dei consultori femministi*, La Salamandra, Milano.
Mander, J. and Goldsmith, E. (eds.) (1996) *The Case against the Global Economy. And for a Turn toward the Local*, Sierra Club Books, San Francisco, CA.
Pechino (1997) *Dossier sulla IV Conferenza mondiale delle donne sull'ugualianza, lo sviluppo e la pace, Pechino settembre 1995*, tradotto e pubblicato a cura della Regione Lombardia, Milano.
Piaggio, L.C. (1976) *Avanti un'altra. Donne e ginecologi a confronto*, La Salamandra, Milano.
La Repubblica (1997) 13 marzo.
Ryan, M.M. (1997) "Hysterectomy: Social and Psychosexual Aspects" in *Baillière's Clinical Obstetrics and Gynaecology*, Bailliére Tindall, London, Philadelphia, Sydney, Tokyo, Toronto.
Shiva, V. (1990) *Sopravvivere allo sviluppo*, Isedi, Torino.（熊崎実訳『生きる歓び――イデオロギーとしての近代科学批判』一九九四年、築地書館）
Shiva, V. (1993) *Monocolture della mente*, Bollati Boringhieri, Toronto.（高橋由紀・戸田清訳『生物多様性の危機――精神のモノカルチャー』一九九七年、三一書房）
Shiva, V. (ed.) (1994) *Close to home. Women Reconnect Ecology, Health and Development Worldwide*, New

Society Publishers, Philadelphia, PA and Gabriola Island, BC.
Shorter, E. (1988) *Storia del corpo femminile*, Feltrinelli, Milano.（池上千寿子ほか訳『女の体の歴史』一九九二年、勁草書房）
Shorter, E. (1986) *La tormentata storia del rapporto medicopaziente*, Feltrinelli, Milano.
Sigo (Società italiana di ginecologia e ostetricia) comunicato stampa 17 novembre 1997, Roma.
Sullerot, E. (1968) *Histoire et sociologie du travail féminin*, Editions Gonthier.
Sutton, C. (1997) "Hysterectomy: A Historical Perspective" in *Baillière's Clinical Obstetrics and Gynaecology*, Baillière Tindall, London, Philadelphia, Sydney, Tokyo, Toronto.
West, S. e Dranov, P. (1994) *The Hysterectomy Hoax*, Doubleday.

［訳注］

1　中絶法成立を頂点とする七〇年代のイタリア女性運動については、伊田久美子「イタリア・フェミニズムの軌跡」『インパクション』第二八号（一九八四年三月）を参照。
　中絶法の制定により、刑法上の堕胎罪（「堕胎を承諾した女子」に対して懲役二年から五年、「自ら堕胎した女子」に対して懲役一年から四年）は廃止され、指定病院・診療所においては中絶手術（原則九〇日以内）が無料で受けられることになった。しかし、指定外の医療機関での中絶は依然として非合法で罰金などの刑が科されるほか、医師には宗教などの信条によって中絶手術を拒否する権利が認められた。このため、カトリック的規範の根強い南部では、その後もヤミ中絶が皆無ではない（中谷瑾子・松浦千誉「イタリア妊娠中絶法」慶應大学『法学研究』第五一巻第十二号、一九七八年；J. Adler Hellman, *Journeys among Women—Italian Feminism in Five Cities*—NY, OUP, 1987, pp.181-2)。

2　家族法の改正については、松浦千誉「イタリア女性の法的地位」『日伊文化研究』第三一号、一九九三年、を参照。性暴力法の改正については、椎名規子「性的自由と性暴力」『専修総合科学研究』（6）、一九九八年、が詳しい。

3　ダラ・コスタの「土地問題」に対する言及については、『情況』一九九六年六月号の小特集「ダラ・コスタ――資本主義・開発・フェミニズム」を参照。

4　子宮筋腫は良性腫瘍であり、とくに生活に支障のある症状がなければ手術の必要はない。

5　子宮摘出に対する傷害罪の適用については第4章を参照。

6　本書で、ダラ・コスタは integrità del corpo（肉体の完全性）という語を随所に用いている。トレッカーニの伊語事典（Istituto della enciclopedia italiana, *Vocabolario della lingua italiana*, Roma, Treccani, 1989）によると、この語は、肉体のすべての機能が損なわれずに存在する（あるいは損なわれていない）状態を指すとともに、女性の処女性を意味することもあるという。

一方、「肉体的完全性」（integrità fisica）という語は法律用語としても用いられ、イタリア民法では「自己の身体の処分行為は、それが肉体的完全性の永久の損傷を惹起するとき、またはそうでなくても、法律、公の秩序もしくは善良の風俗に反するときは禁止される」と定めている（第五条）。この規定は、元来は肉体的な機能や器官に物理的改変を加えること自体の禁止として「存在論的」に理解されていたが、一九六〇年代後半以降は「価値論的」理解が主流になりつつあるという。これは、「肉体的完全性」を個々の機能や器官をこえたトータルな人格的価値として理解し、肉体を有する人間の意識や精神、肉体の具体的な発現の場としての社会的・文化的位相を含めて多元的にとらえるもので、その結果、物理的には肉体の改変である血液の提供、臓器移植、妊娠中絶、不妊手術、性転換手術、人工生殖などを一定の条件のもとに認める道が開かれていった（C.M. D'Arrigo, integrità fisica, in *Enciclopedia del diritto, Aggiornamento*, Milano, Giuffrè, 2000, pp.723-7）。たとえば、腎臓などの臓器の提供は、物理的には肉体を傷つける行為であるが、提供者の自己決定権やその行為の社会的意味を含めて「肉体的完全性」を理解し、これを認めようとするものである。

さらに、この民法第五条は、自己の身体の処分行為に対する権利とその限界を定めたものとして、現在では、憲法第三十二条の健康の権利（第2章訳注3）との関わりで、インフォームドコンセント法理の根拠条文ともなっている（詳細は「訳者あとがき」を参照）。

7 佐々木静子医師（まつしま産婦人科・小児科病院理事長）によれば、この段落では全体に、子宮と卵巣の機能が混同されている。女性の内分泌系統の基本的部分を構成するのは卵巣であり、卵巣は閉経後も多少のホルモン分泌を続けるが、子宮がホルモンを分泌するとは「きいたことがない」。エンドルフィンやプロスタグランディンは、身体に有用な生理活性物質ではあるが、ホルモンではない。プロスタグランディンは子宮収縮作用を表し、陣痛促進剤や分娩誘発剤としても用いられるが、子宮だけでなく体の多くの組織で生産されている。さらに、子宮摘出の影響とされている「身体の活力や持久力の低下、セックスの際の分泌や快感の減少」も、子宮ではなく卵巣の摘出によるものという（第6章訳注12、24）。

訳者は原註（18）の文献を調べてみた。「子宮のホルモン分泌」に関する本文の記述は、レプブリカ紙の記事をほぼ引用したものだが、当の記事には参考文献が示されていない。もうひとつの米国のホームページは、すでにアクセス不能となっていた。本文の記述の根拠を改めて原著者に尋ねたが、他の文献は参照しなかったようだ。

8 佐々木医師によれば、この段落でも、子宮のみの摘出と、両卵巣をあわせて摘出した場合の影響が混同して書かれている。子宮とともに両卵巣を摘出すれば、女性ホルモンの分泌がなくなるために更年期障害と同じ症状が出るが、子宮のみの摘出によっても様々な後遺症が出る。お腹のなかの癒着による腸閉塞、便秘、下腹痛、尿の出が悪くなる、傷口のひきつりやケロイドによる痛み、膣が変形したり短くなるためのセックストラブル、女性としてかけがえのないものを失ったという思いこみからくる精神的落ち込み、など。しかしこうした障害は一般的には徐々に軽くなり、一生続く「後遺症」にはならないことが多い（女の体と医療を考える会編『どうする子宮筋腫──一七三五人の体験から』一九八六年、オリジン出版センター、一四七頁）。

　さらに、佐々木医師は、様々な後遺症のなかでも、肉体的なものと精神的なものとを区別して考える必要があるという。精神的な後遺症は、インフォームドコンセントのあり方や周囲（とくにパートナー）の理解によって変わってくるからである。

9 実際には、子宮のみの摘出であれ、あわせて卵巣も摘出した場合であれ、また術式が何であれ、摘出手術に輸血を必要とするのはごく一部のケースである（佐々木医師談）。

10 子宮体部だけをとって子宮頸部を残す腟上部切断術は、日本でも一九六〇年代ぐらいまでは、子宮の手術の九割をしめていた。その理由は、手術時間が短く、出血も少なく、尿管損傷の危険性が少ないことに加えて、本書にも見られるように、子宮頸部に性感帯があると考えられていたことによる。しかし、日本女性の子宮ガンの九割を占めていた子宮頸部ガンの危険性を残すことや、残存頸部などからの感染の危険性が全摘出よりも高いことから、しだいにおこなわれなくなった。原著は子宮頸部を性感帯とする最近の学説をあげているが、セックスの際に体は全体として反応しているので、子宮頸部だけを残しても、そこに性感帯が残るかどうかは議論の余地があるだろう。現在は、食生活の欧米化などによって日本女性にも子宮体ガンが増え、子宮頸部ガンは子宮ガン全体の四割にまで減少した。それでも、子宮頸部を保存すれば性感帯を残せることが厳密に実証されないかぎり、解剖学的には非生理的手術である腟上部切断術を、あえておこなう意味はない（佐々木医師談）。

11 腹式手術と比べ、腟式手術は術後の痛みが少なく、お腹に傷ができないが、大きな筋腫は切除できず、癒着のない場合にしかおこなえない。また、術後の出血や痛みの問題は、腹式か腟式かという違い以上に、膣壁の残し方、縫合の仕方や糸の種類、ドレーン（血液誘導用のゴム管）使用の有無などに左右される（前掲『どうする子宮筋腫』一六四頁）。したがって、本文にあるように膣式手術の方が安全でダメージが少ないとは断言できず、技術的に容易な腹式手術の方が無難な場合もありうるし、そもそも、筋腫が膣式手術で切除できる程度の大きさである場合には、手術の必要性それ自体を慎重に見極める必要がある。

　手術の必要性について、日本では、「男性の握り拳大」という大きさを基準に判断されてきたが、これは医学的に根拠のある基準ではなく、症状の有無や妊娠への影響は、実際は筋腫の数や大きさとは関係がない。手術の必要性は、筋腫の大きさよりも本人の健康上の状況を基準に判断されなければならない（佐々木医師談）。

12 子宮とあわせて両卵巣・卵管を切除する手術をさす。

13 ここでは、横切開の方が縦切開よりも術跡が目立たないように書かれているが、傷の残り方は、術式よりも、縫合の仕方や本人の体質により大きく影響される（佐々木医師談）。

14 くり返しになるが、子宮を全摘出しても、卵巣が片方でも残されていれば閉経にはならない。

15 子宮筋腫や子宮腺筋症は、女性ホルモン（とくにエストロゲン）がその発育に大きく関わっており、閉経によりホルモン分泌が減少すれば小さくなる。ここで「化学的閉経」「化学的卵巣摘出」とあるのは、ホルモン中枢である視床下部に作用してエストロゲンの分泌を抑え、人工的更年期状態をつくりだすことによって子宮筋腫や子宮腺筋症を小さくしたり、その症状を抑えたりする「偽閉経療法」である。日本では、このGnRHアナログに相当する薬として、代表的なものに点鼻薬または注射で処方される「スプレキュア」がある。だがこれらの薬は、筋腫そのものを除去するわけではなく、本文にもあるように副作用がかなりあるうえ、効果には個人差がある。また、連続服用期間は通常四カ月から半年以内とされ、いったんは症状が改善されても、服用をやめると再発するケースも多い。いっぱんに、これらの「偽閉経療法」が効果をあげるのは、更年期が近い人の「逃げ込み療法」としてである（前掲『どうする子宮筋腫』一七三—一八〇頁）。

16　キャリバンは、シェークスピアの「あらし」に登場する醜悪な怪物。

17　佐々木医師によれば、日本には、子宮摘出手術それ自体に関する統計は存在しない。佐々木医師は、このこと自体が問題であるとし、とくに本書のために、以下の手順で日本における子宮筋腫手術数を推計してくださった。平成一一年度国民入院統計（旧厚生省）の患者調査によれば、調査日における「子宮平滑筋腫」を理由とする入院者数は三二〇〇人である。一人が平均一四日入院したと仮定すると、同年の子宮筋腫手術数は、三二〇〇×三六五÷一四＝八万三四二九人となる。実際には一〇日程度で退院する場合もあるので、手術者は推計八万五千—九万人だという。国勢調査によると、平成一一年の女性人口は六四〇七万四〇〇〇人、平均寿命は八四・六歳なので、八万五〇〇〇×八四・六÷六四〇七万四〇〇〇＝〇・一一二……で、少なく見積もってもほぼ女性九人に一人の割合で、手術をうけると考えられる。

　この割合は、一見するとイタリアにおける子宮摘出手術の全国平均（女性八人に一人）とあまり変わらないが、ここには筋腫のみを切除するケースも含まれている。また、現在の日本の産婦人科学がイタリアとは大きく異なる点は、子宮全摘出の場合でも、卵巣などの付属器については、異状が認められない限り摘出すべきではないとしていることだろう。

　最近発行された産婦人科医むけの解説書やマニュアルを参照すると、

（1）子宮筋腫で手術が必要な場合、通例は子宮全摘出を行う。

（2）患者の年齢が若くて将来の出産を希望する場合、可能ならば、筋腫のみを切除して子宮を保存する筋腫核出術（第3章訳注11）を行う。

（3）子宮や卵巣の悪性腫瘍の場合には、子宮とあわせて卵巣などの付属器を摘出する。

というのが一般的な適応とされている。出産年齢をすぎたら原則として子宮摘出の適応となる理由には、核出術では筋腫再発の危険性があること、技術的に困難で癒着がおきやすいこともあげられ、ダラ・コスタのいうように「出産を終えれば子宮は必要ないとみなされる」からでは必ずしもないようだ（佐藤孝道『産婦人科手術指針』中外医学社、一九九七年／藤井信吾他『産婦人科手術シリーズⅢ』診断と治療社、一九九八年）。しかし、核出術は、手間のかかる割に全摘手術より保険点数が低いという指摘もある。佐々木医師は、前出の統計による入院件数中、全摘手術は八、九割であろうという。

　いずれにしても、子宮筋腫は良性腫瘍であるだけに、手術をするか否かはあくまでも患者本人の意志により、それぞれの健康の状況に応じて決定される必要がある。そのためには、病気そのものの性質や、出血をはじめとする筋腫の諸症状の緩和策、手術の種類や後遺症に対するゆきとどいたインフォームドコンセントが不可欠であるが、それは日本においても実現されたとは到底いえないだろう。渡辺優子『子宮筋腫――女の体の常識――』（河出書房新社、一九九三年）は、著者自らの体験をつうじて、こうした意味での日本の産婦人科医療の問題をよく表している。

18　診断または治療の目的で、子宮体部内膜をかきとる手術操作。「子宮内膜除去手術」ともよぶ。子宮粘膜下筋腫（第3章訳注9）、子宮腺筋症（第5章訳注13）等の子宮壁内腫瘍の治療としてもおこなわれる。

19　子宮はホルモンを分泌しないので、ここも「卵巣が閉経後も果たすであろう機能」と書くべきである。また、多くの場合、摘出手術は輸血を必要としない（本章訳注7、8、9）。

20　脳脊髄硬膜外孔に局所麻酔薬を注入する麻酔法。長時間の効果が期待できる反面、呼吸停止にいたる局所麻酔薬中毒発生の危険も指摘されている。イタリア政府中央統計局の調査では、出産時の局所麻酔、硬膜外麻酔の使用率はともに一割程度（一九九九-二〇〇〇）である。

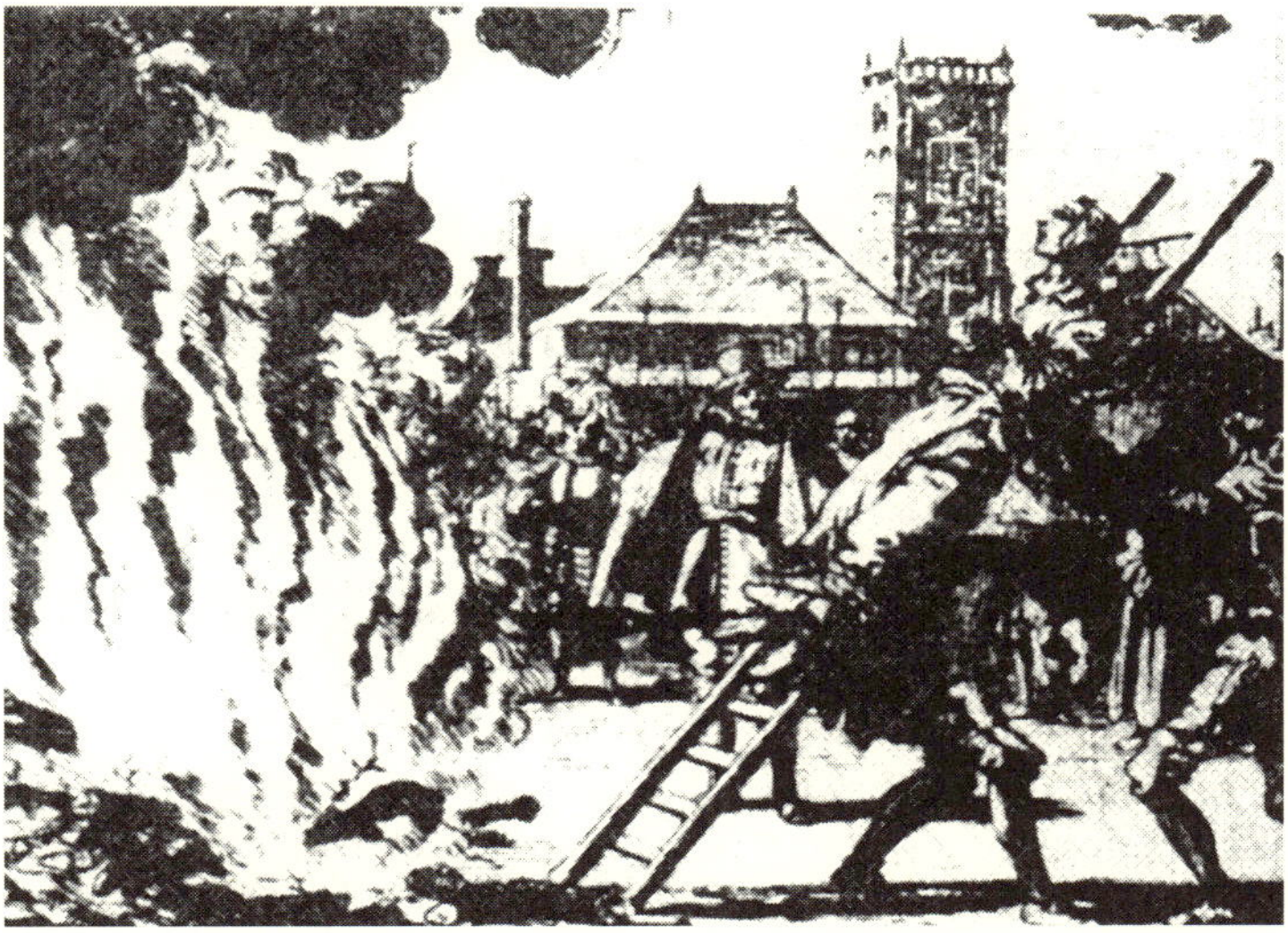

魔女だという告発を受け、火あぶりにされる女性

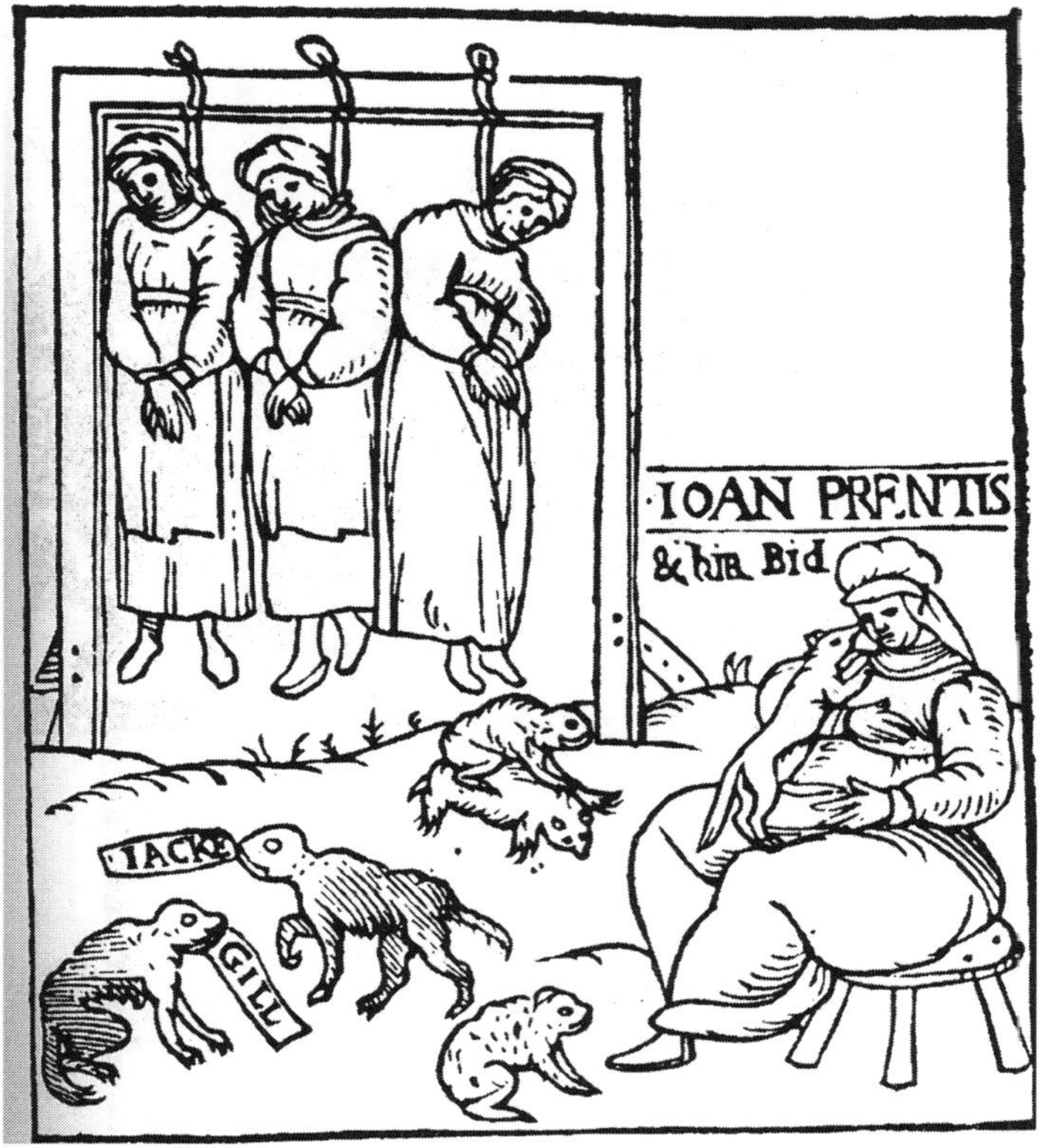

1598年、ヘルムスフォルトでの魔女裁判で絞首刑にされた３人の女性

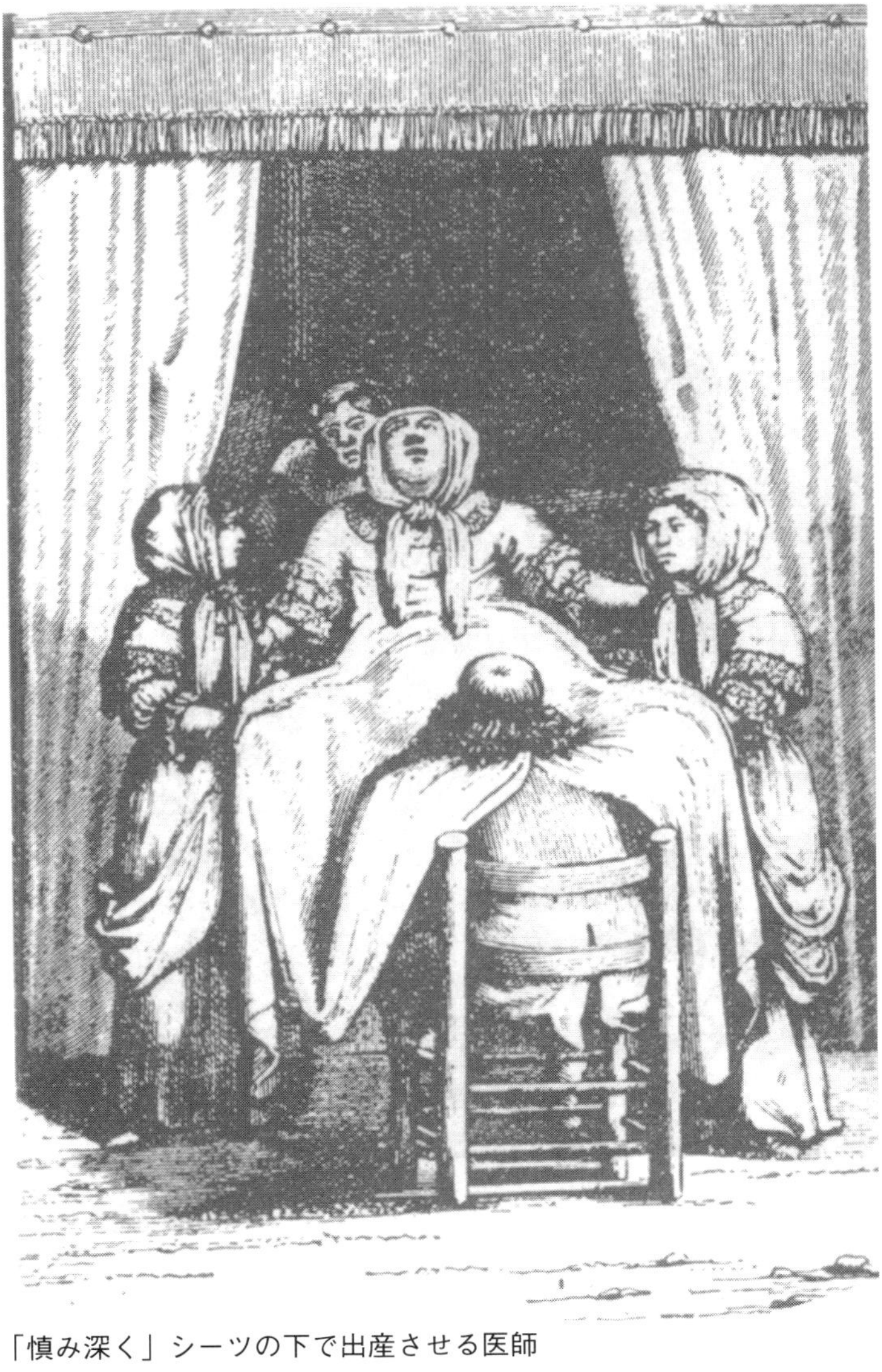

「慎み深く」シーツの下で出産させる医師

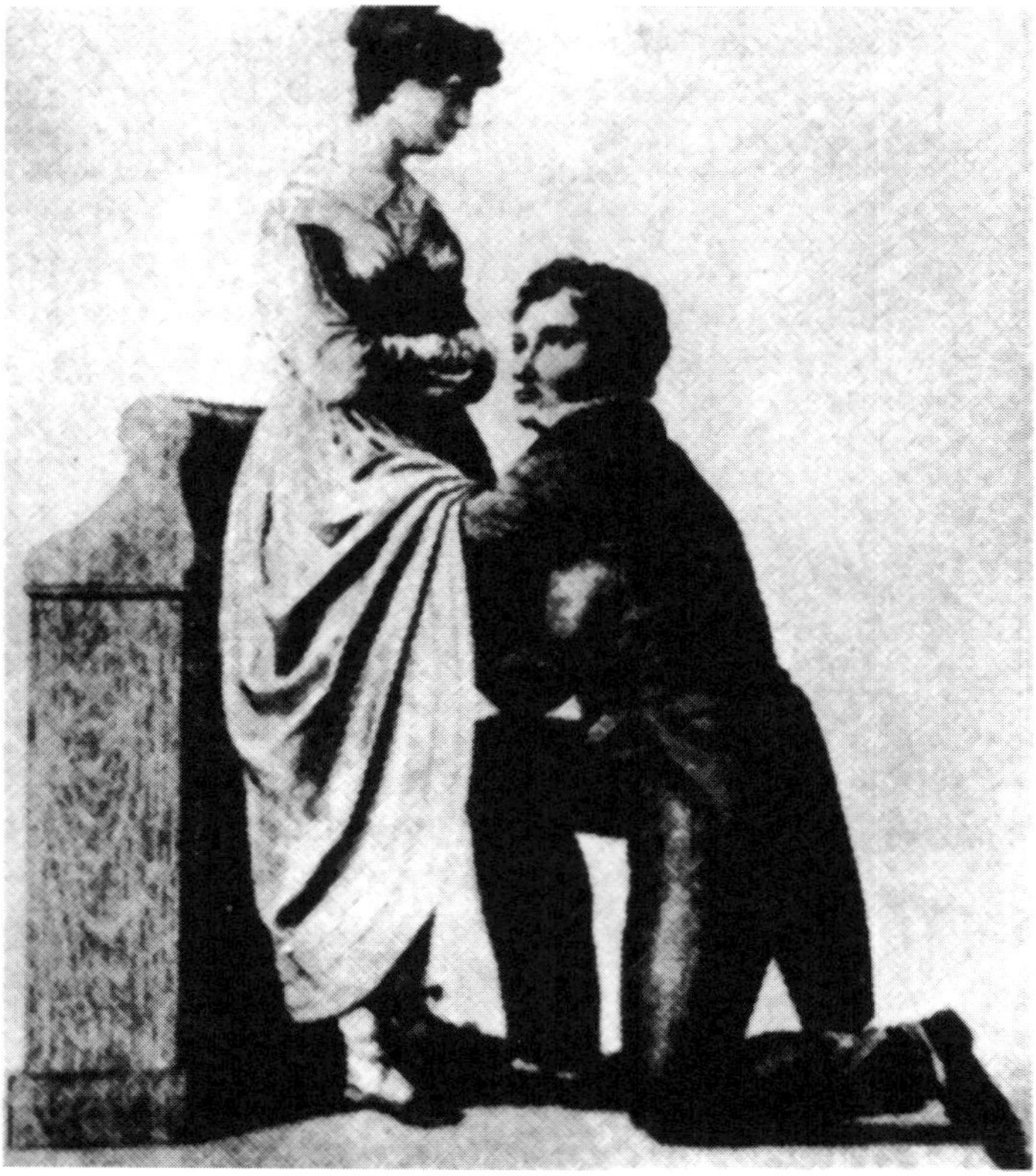

産科検診

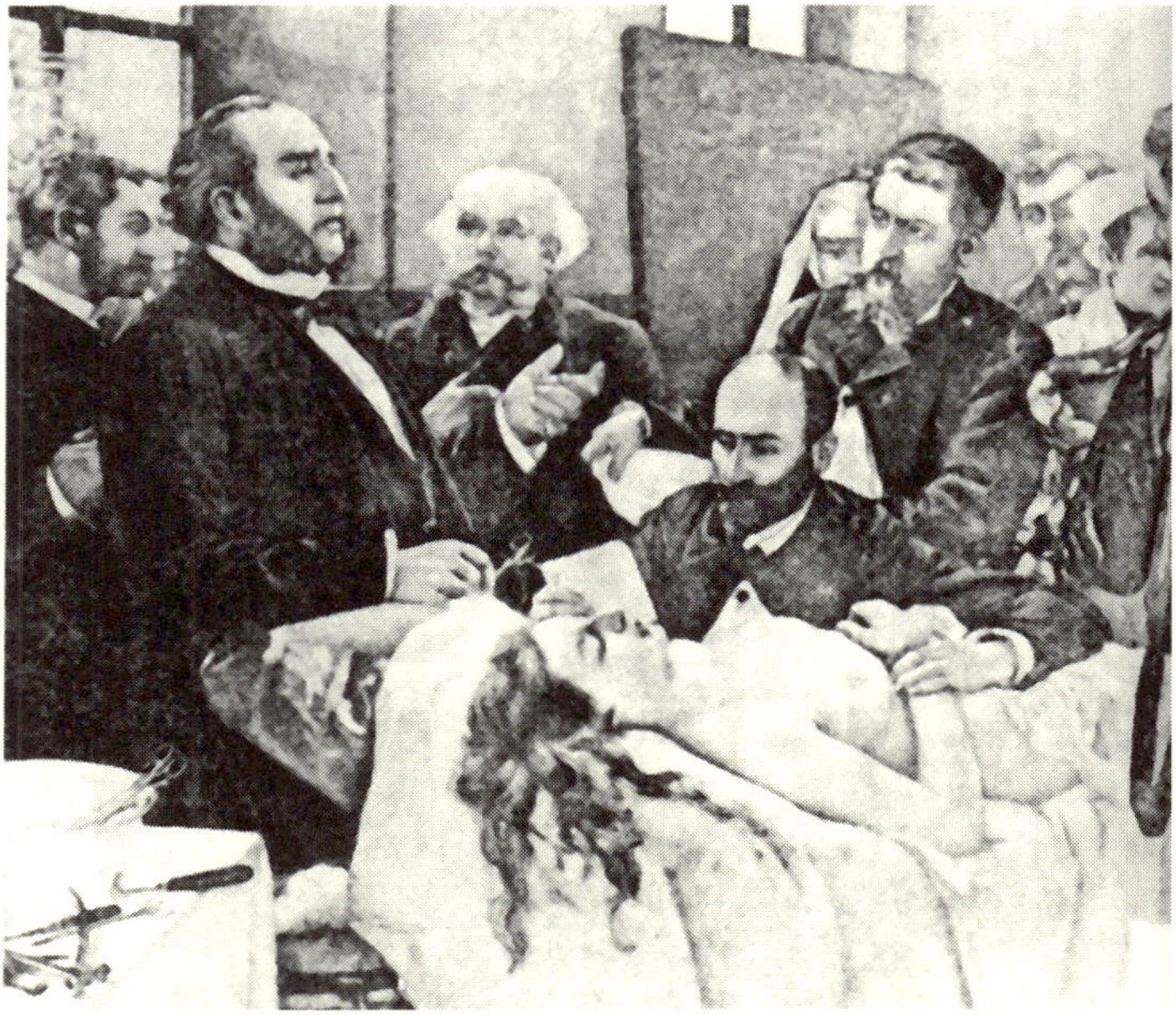

パリの群衆の面前で子宮摘出を行うフランスのペアン博士。マスクも手袋もつけていない。

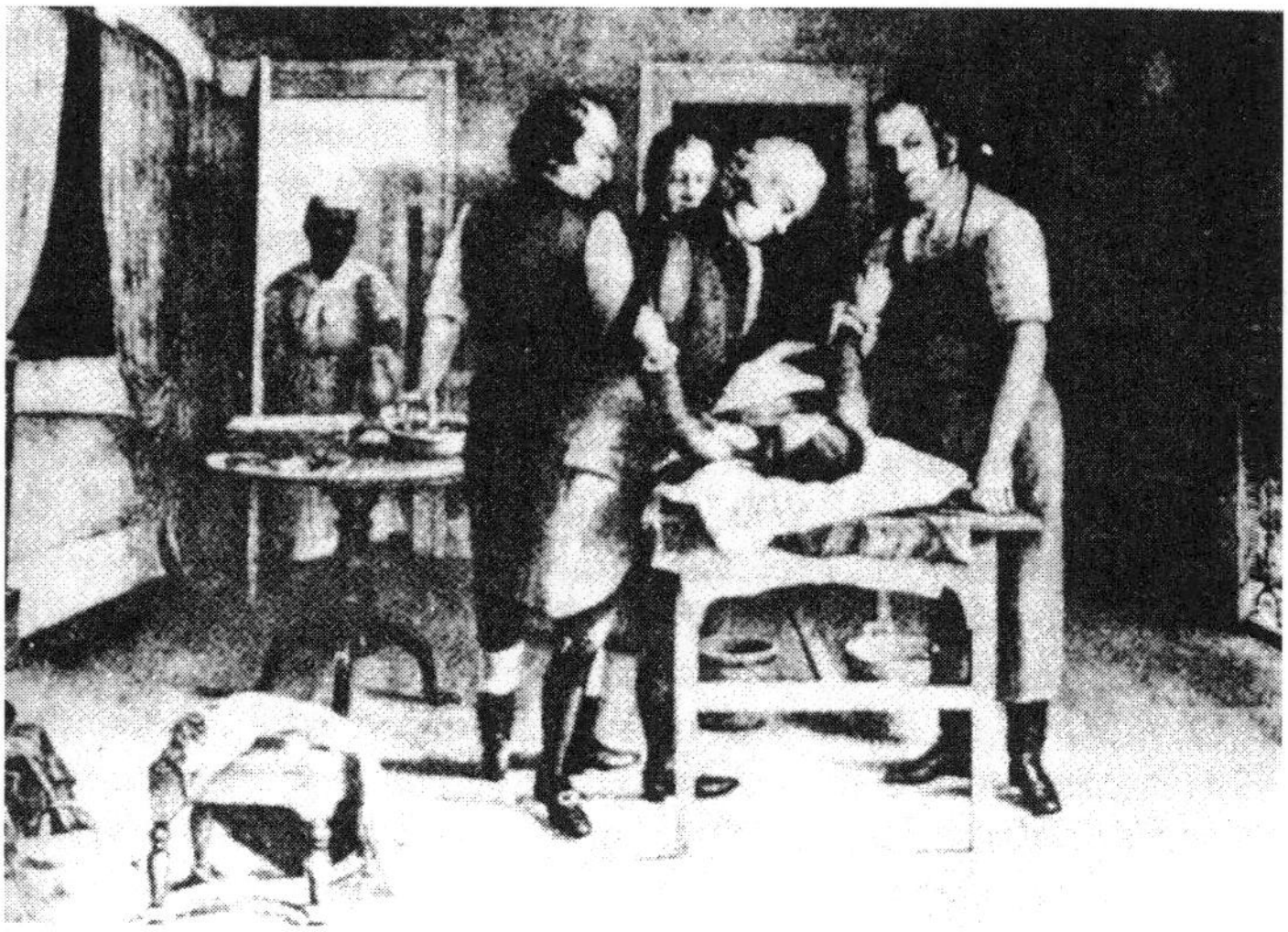

19世紀初頭の卵巣摘出

第2章

医師——患者関係の変化

ジュゼッペ・ペリッロ

医師—患者関係の変化

ジュゼッペ・ペリッロ

医師と患者の関係という医学的・哲学的・倫理的そして法的な側面が入り交じった複雑な問題を概観することは、これに取り組もうとする者の熱意が分をわきまえないものに見えるほど、途方もない試みである。私はこうした過信は抱いていないし、この問題を広く分析するのに必要な学際的能力があるわけでもない。私は法的分野を専門とするので、完璧ではないが、医師と患者の関係が法規のレベルで被った変化のありようを示し、与えられたテーマを法律面で論じる。周知のように、法的な評価というものは、法規を社会的現実の新しい要請に適応させようとするものである。それゆえ、法律上の医師と患者の関係を概観するには、医師と患者の関係が、現実のレベルでどのように変化したのかをあらかじめ概括的に探求する必要がある。

ある特異な、いくぶん驚くべき事実が、医師と患者の関係の歴史から明らかになる。[1] まさに医師が歴史上初めて実際に病をひろく治療する権限を得たことで、医学は治療面で大きな信用を得て、一九三五年のサルファ剤の発見、[※1] 第二次大戦後にはそれに続くペニシリンや抗リューマチ剤、抗ガン剤といった新しい有効な医薬品の開発、そして人間の健康や病との闘いに計り知れないほどの重要性をもつ化学や生化学の新しい理論の導入により、医学は成功の頂点にたった。その一方で、医師と患者の関係には亀裂が入り、治るという確信を病人に抱かせる力ともなる、主に心理レベルでの医師の威信は揺らいでいる。

この状況をひきおこした原因は様々である。まず最初に、触診・打診・聴診といった伝統的な方法での患者の診察がおこなわれなくなり、もっぱら科学技術的な、コンピューターによる検査などの、医師と患者の関係を非人格化する臨床研究にとって代わられた。

医者と患者の関係のそうした変化は、保健サービスの官僚化、保健制度の技術万能主義的・政治的変化、集中治療の普及にともなうコスト増に起因するものだった。コストの増加は、とくに高齢者や貧しく疎外された患者に不利な、保健部門の財政危機とその結果としての保健サービスの縮小をもたらした。

しかし、医師と患者の関係を大きく変えたのは、とくに、新しい別の形での専門性評価、すなわち、医師の職業が、患者に対する効果的で有効な治療という本来の目的に忠実であるかという評価である。医師は高慢とパターナリズムを非難されている。新しい医療措置の有効性や効果や倫理に対する適合性が議論となっている。なかでも「科学が偶然に獲得したものの価値は、必ずしも真実を根拠づけるわけではない」（Barbos, 1988 a）と強調されている。その結果、医学が過信していた回復の見込みに裏切られた患者が増え、彼らは別の選択をし、別の薬に頼るようになっている。同時に、医療過誤事件はその増加にともない激しく告発されるようになり、医師や保健制度の責任を問う訴訟が増えている。

この批判的検討、この広範な議論は、厳しく激しい論調でなされることも稀ではなく、その中心には医療の対象である患者が位置している。患者は自らの権利を認識するようになり、勧められた治療法の有効性や効果の評価に必要な情報すべてを受け取ること、自らにかかわる選択に意識的・直接的に参加することをますます強く要求している。

法的にみると、現実がこのように変化した結果、医師と患者の関係はいっそう複雑なものとなった。はっきりと患者の主張が認められるようになり、伝統的には民法に定められた知的専門職の枠組に相当する本来の構造を変更するような、新しい様々な内容を豊富に備えるようになってきた。※2

医療提供を目的とする契約の変化や、医師の責任を告発する基準の大幅な見直しには、共和国憲法によって導入された諸法規が大きく影響を与えた。

新たな社会的要請にみあった司法上、学説上の綿密な検討が明らかにしたところでは、共和国憲法上は、カント的な、手段ではなくそれ自体が目的としての倫理的価値や人格の優位が尊重されており、このことは、このテーマにかかわる他のあらゆる法規の解釈に影響した。とくに以下の条文では詳しく言及されている。第三二条第一項および第一三条は、人の生命と肉体的完全性、人身の自由の不可侵性を保護する。また第三条第一項、第二七条第三項、第三二条、第四一条は、すべての個人の平等と尊厳を認めている。さらに第三二条は、強制的保健措置を法の制限と人格の尊重に従属させた。※3

同じく一般法の立場も重要である。とくに一九七八年の法令第一八〇号（精神衛生法）第一条と法令第八三三号（国民保健サービス法）第三三条は、保健措置の適法性は患者の同意を根拠とするという、憲法上の重要原則を再確認している。[※4]

人格の不可侵性を基本的価値とする法体系は、人の生命と健康の保護を原則とする。この原則から見れば、手術のせいで、利益目的であっても正当化はできない後遺症を残すことのないように、実験的な手術ではコスト（損失）とベネフィット（利益）とを比較検討しなければならない。また同じ原則の帰結として、患者の治療を受けるべき義務は否定され、逆に治療を拒否する権利を認め、患者の同意を尊重する義務が発生することになる。死ぬ権利の存在をも仮定する説もある（Barbos, 1988b）。こうしたことのすべては、もし患者が意識的に断固として同意を拒否するなら、いかなる権威によるお墨付きも当事者による同意の拒否を代替することはできないことを示している。

医師と患者の関係の変化を理解し、医師と患者各々の権利義務の内容と範囲を定め、民法・刑法の規定を基準に判定すべき各々の責任を示す際には、人の自由に関する諸権利のひとつとしての健康の権利に代表される、これらの基本原則を考慮しなければならない。

医師と患者の間に設定される関係は、民法上は知的作業契約が効力をもつ領域に結びついている。ここに示した憲法上の重要原則が、医師の職務規律や責任体制におよぼした影響を検証するには、この契約に注意する必要がある。[※5]

保健事業とその責任を規定する特別法は、しかるべき変更を要するにせよ、医師自身の民事上、刑事上、規律上の責任にも適用され、これらの異なる法の領域を互いに引きよせ、一つのものとする。[※6] それゆえ何ら特定せずに医師の責任や権利や義務について述べたとしても、その評価は先の三つの領域のいずれにも関係している。

法学は、実際にしばらく前から、契約上、不法行為上（extra-contrattuale）、また刑法上の様々な場面でひろく適用できる、医療活動とその責任にかかわる統一的な法体系を検討してきた。[※7] それは、手術や医療の不満足な結果に対し、医師を信頼した患者に応えることを要請された保険制度とその専門家の双方を対象とするものである。

従来の法観念では、医師のような知的専門活動に従事する者の債務は、行為の義務（いわゆる手段債務）、つまり専門家としてしかるべき注意を払い、熟練した行動をとる義務として考えられ、他の専門職にあてはまるような結果を実現する債務ではなかった。[※8] 医者に期待されているのはある病気の状態（最初の状態）から健康な状態（最終的な状態）への変化を可能とする適切な処置をとることである（Mengoni, 1988）。適切な結果としての健康とは、医学本来の目的によれば「治癒ではなく治癒にふさわしい治療の総体、要するに良き治療なのである」。つまるところ医者は「病人の回復を促進するために、必要かつ効果的な状況に置くことができるのみなのだが、治療の成功は、医師が何の力も及ぼすことのできないあまりに多くの要素を必要とする」。

結果や目的の規範に比べて行動の規範に優位を認めるというこうした医学分野の原則は、徐々に大きく修正された。医師の債務が結果債務に非常に近づいたのである。

とりわけ保健サービスの技術的発展は、注意義務違反の減少よりもむしろその増加をもたらした。とくに法学では、「技術上の厳密な規準をふまえておこなわれる専門的な手術では、その規準の不履行は、不手際であるばかりか失敗に直結し、最終目標の達成をはばむ。つまり、技術上の規準を守れば達成されたはずのこと、されるはずであったことが、専門家の責任を発生させる」（破棄院民事判決、[※9]一九九三年一一二八七号）という傾向が強まってきた。

このように、技術上の規準を守れば目標は達成されるはずであり、規準の不履行は事態の悪化を招くと強調される。要するに「技術上の規準により、到達しうる結果の不確実性は減少する」（Cafaggi, 1988）。

簡単な診断や治療や手術では、責任の枠組が、結果債務と結びついた従来よりも厳格なものとなった。このような場合、期待された結果の成就を妨げた（未知の）原因を立証しなければならないのは専門家である。実際、日常的におこなわれる容易な手術によって「患者の術後の状態が当初より悪化して非常に悪しき結果になるとき」、専門家の行為は不適切かつ不注意であったと推定しないわけにはいかない。この推定は、「生じた異常な結果にまさに根拠がある」（破棄院民事判決一九七八年一二月二一日、Giur.it., 1979, I, 1, 953）。この場合、医師の債務は注意義務の遵守やていねいな治療をめざすことだけではなく、専門家には、通常は得られる期待された成果を得るために適切な処置をとることが要請されているのである。[※10]さらに、美容外科の領域では、外科医は手段債務を負うだけではなく、患者が示した結果を達成しなければならない。同様の基準は、歯科学で行われる復元手術にもあてはまる。[※11]

医師への信頼を基礎づける人格とともに医療行為を特徴づけるひとつの要件として、裁量の考え方にも大きな変化が生じた。知的専門職という伝統的な医師観では、医療行為の遂行にかなり高度の裁量（自由）が認められていた。こうした専門家の自律性は、実質的に責任免除の規定に転化しかねないという主張すらなされるようになった。医師の活動が大幅に見直されたのである。

何よりも、医師の裁量は、患者が望まない措置を拒否した際に大きな限界に直面する。これを規定したのが、国民保健サービス法第三三条に定めた強制保健措置を除いて[※12]「いかなる場合でも理解能力と意思をもつ患者が明白に拒否した場合には、医師はあらゆる診断上・治療上の行為を中止せねばならない」ことをはっきりと定めた、職業倫理法第三一条第四項である。換言すれば、医師の裁量権は、受益者の能力との関係で縮小されるべきであり、受益者の同意は、「可能な選択肢や代替措置の決定と選択に貢献することにより」、その決定に介入しようとする医師の行為が正当とされるための条件である（Cafaggi, 1988）。

さらに、医師の裁量は、科学技術上の規準によっても制限される。実際、法学的には、「諸々の科学的権威が認める、根拠ある実験にもとづく科学的・実践的な既定の規準の総体は、専門家に必要な教養や経験であると同時に、専門家の選択の自由に対する制限となる」（破棄院民事判決、一九七二年、三〇四四号）。

要するに、科学的知識の増大は不確実性のレベルを減じ、その結果専門家の裁量権を縮小する。だからたとえば、確定した診断や治療のやり方があるなら、専門家がそれに従わない場合には、一定の正当性がなければならない。複数の方法があって選択の幅が広い場合にも、充分な理由づけが必要である。

この点を結論づけるには、医師の責任を判断するにあたり、その職業活動における慣行の厳密な評価が重要である。[※13]慣行には無条件に拘束力があると考えることはできないし、それに従うことで責任が免除されるわけでもない。それは医学上の慣行を、確立されてはいても、受益者にとって最善の選択とはならない技術を用いるように執拗に奨励する「科学の進歩に無関心な原則」とみなすことに等しいからである（Cafaggi, 1988）。

たとえば、医療行為のなかには、症状を解消する反面で患者に回復不能な損害をもたらす外科手術があるが、それは、害も少なくさほど破壊的ではない他の処置や手術で回避できることもある。しかし、その大損害をもたらした手術は、科学技術の進歩と医術の規準が、ともに治療上の目的にふさわしいと認めたものなのである。

ダラ・コスタ教授が子宮摘出手術を批判して示した外科医の責任という問題の解決にあたり、これまでの議論は有力な判断基準となりうる。しかし、最初に示したように、憲法から導かれた法体系がより大きく変化したのは、医療行為と機能的に関わる情報の分野においてである。

患者の同意が必要とされる医学の分野では、情報は、専門家の義務であるとともに、医師と患者の関係の成立と発展にとって根本的な要件をなす。医師と患者の関係は、憲法で保護された利益に影響を与える。また、情報の目的は、患者に対し、提示された選択に従うか否か（治療や手術を受けるかどうかといった）の判定を可能にすることである。

だが、正確に述べる必要がある。情報告知義務のなかでも、患者の同意を得る義務と、予防的措置の遂行を可能にする義務とを区別するべきである。[※14]第一の場合、義務を省略して不正確に履行すれば、医療行為を正当化して患者の自己決定権に影響を及ぼす。第二の場合には、患者が損害のリスクを避けるための特別な方法をとるのを妨げる（たとえば出産に対する自由で自覚的な選択や障害児の出産を避けること）[※15]。このいずれの想定においても、憲法上の権利が侵害されている（憲法第一三条、第三二条第二項）。

さらに、医師の裁量に関するこれまでの考察によれば、医師の裁量権は、なされた選択の根拠となる情報を告知する義務とあわせて認められるものでなければならない。すでに述べたように、情報告知義務は、患者に自己決定権を認め、処置の良否に対する主観的・客観的評価、すなわちコスト―ベネフィット分析を可能とさせる。このことは、情報は詳細かつ具体的で、受け手の理解力にみあうものでなければならないことを意味し、医療行為の対象や用いられた手段の性質、処置の結果やリスクの大きさと関連していなければならない[※16]。

情報の性質・内容・機能につづいて、前述した義務に違反した場合の結果を一応指摘しておこう。医療提供の義務をもつ専門家が、その義務への違反に対して負うべき責任は、刑事責任、契約責任、不法行為責任のいずれともなりうるし（ここでの重要な目的のためには特別の検討を要しない区別である）、処罰が必要とされる場合もあるだろう。情報告知義務は、患者の同意を得ることを目的とする場合でも、予防的措置を遂行するためのものであっても、医師の責任とみなされる。

法学上、情報告知義務は注意義務をなすもので、この場合に特別困難な措置における医師の結果責任を免除した民法第二二三六条の規定は適用できないとされ、医師の責任は軽過失として認められる[※17]。情報の不足や欠陥や不正確さ（ここでは事実と一致しない情報、あるいは後から不正確であることが明らかとなった情報も含む）は、保健措置（臨床的、外科的）にのぞむ患者の決意に影響し、同意を反故にして、侵害的な医師の手術も、事後の損害への対応として正当化してしまう。このテーマは別のところで明らかにされねばならない。

情報告知義務は、同意を得ることのみを目的とするのではなく、患者が治療法のリスクをよく理解して、適切な対応をとることを保証するためのものでもある。明らかにこの対応には、病気を継続させるか、保健措置によってそれを根絶するかを自由に選択することが含まれ、医師は、情報告知義務に反することで、患者の決定可能性を侵害した点で有責となる。完全で詳細な情報伝達の不足は、医師が確実な情報を充分に与える義務に反しており、健康上とり返しのつかない損害を被る危険性や医療行為そのものの危険性（効果は薄いものの、科学的・技術的に可能な他の措置に頼れば避けられる不測の事態）を患者に伝えなかったときにも、同様である。この場合もまた、同意は無効とされねばならず、手術は正当とみなされず、医師は違法かつ非合法な侵襲をおこなったとされるのである。

参考文献

Cafaggi, Fabrizio (1998) voce Responsabilità del professionista, in *Digesto delle Discipline Privatistiche, XVII* Torino.

Mengoni, Luigi (1988) *Obbligazioni di "risultato" e obbligazioni di "mezzi"*, Milano.

Portigliatti Barbos, Mario (1988a) voce Diritto di rifiutare le cure, in *Digesto delle Discipline Penalistiche, IV* Torino.

Portigliatti Barbos, Mario (1988b) voce Diritto a morire, in *Digesto delle Discipline Penalistiche, IV*, Torino.

[原注]

（1）エドワード・ショーター氏（トロント大学）は、一九九一年、パドヴァの会議で医師—患者関係の歴史をあますところなく報告した。私の報告は、この会議を主催したパドヴァ県ノヴェンタ・パドヴァーナ市の図書館にある同氏の報告文書に多くを負っている。

[訳注]

1 抗生物質より前に、世界で初めて開発された細菌の感染を防ぐ薬。現在ではあまり用いられない。

2 イタリア民法第5編「労働」は、被雇用労働を「従属的労働」とし、これに対して自営業者の労働を「独立的（自主的）労働」（**lavoro autonomo**）と定めている。「独立的労働」とは「一定の対価に対し、専ら自己の労働をもって」「ある作業または任務を完了する義務」（第二二二二条）を意味する契約関係である。医師は、この独立的労働のなかで、弁護士、公証人、建築家、技術者、芸術家などとともに「知的専門職」（本章訳註5）という独自のカテゴリーを形成している。

3 イタリア共和国憲法第三十二条は以下のとおり定めている。①共和国は健康を個人の基本的権利として、または社会全体の利益として保護し、貧困者には無償の治療を保障する。②何人も、法律の規定によるのでなければ、特別の保健上の措置を強制されない。いかなる場合にも、人身の尊重のために必要な限度を超える措置を、法律で定めることはできない。この第三十二条は「肉体的完全性」（第1章訳注6）に直接言及はしていないが、本文にあるように、その憲法上の根拠とされている。

ここで言及された憲法の他の条文については、内容を簡単に記す。法の下の平等、および、自由と平等の実現に対する障害の除去が共和国の責務であること（第三条）、刑罰の一身専属性、刑罰が人道的で再教育をめざすものであるべきこと、および、死刑の禁止（第二十七条）、私的経済行為の自由、および、それが社会的利益や人間の尊厳に反する形で営まれてはならないこと（第四十一条）。

4　国民保健サービス法は、日本でも「精神病院をなくした法律」として紹介された精神衛生法を吸収して成立した（日野秀逸「イタリアの医療制度とトリエステ」『季刊ゆうゆう』第一四号、一九九一年）。同法第三十三条は、憲法第三十二条の原則を再確認したもので、保険措置は患者の意思にもとづいて施されるべきであり、強制保険措置は「法の明確な規定によってのみ」可能であるとする。

5　イタリアでは、医師と患者の診療契約は、知的専門職（本章訳註2）の労働契約である「知的作業契約」とされる。この作業の実施者は「特別の帳簿または名簿」への登録を必要とし、登録の権限は「職能組合に委任される」（民法第二二二九条）。イタリアの医師は、大学での課程修了後に研修と国家試験を経て、組合名簿に登録することによって診療資格を得るのである。

　医療契約の種類について、日本では、これを準委任契約（本章訳注11）と解するのが通説であり、フランスでも委任契約とされる。イタリアにも、知的作業契約と委任契約の形式的類似性を指摘する説がある。

6　日本では、医師の法的責任は、民法、刑法、行政法（医師法）上の問題である。だがイタリアでは、国民保健サービス法などの行政法に加え、独立的労働者（本章訳注2）として職能組合の律する自律的な規範を含めた「規律上」という表現をとっている。

　たとえば、医師の職業倫理法（codice deontologica medica）も、職業独自の規範として組合が作成したもので、他の知的専門職についても同様の法が存在し、組合はその違反に対する制裁権も有している。また、組合の名簿に記載のない者は、知的専門職として報酬を得ることを禁じられ（民法第二二三一条）、名簿からの除名は職業資格の喪失を意味する（F. Cafaggi, voce Responsabilita del professionista, in *Digesto delle Discipline Privatistiche, sezione civile, XVII*, Torino, pp.147-150.)。一方、日本における医師免許の取消し・停止は、厚生労働大臣が医師法にもとづいてとる行政措置であり、医師会からの除名は診療資格に影響しない。

「規律上」(disciplinare)という語は、イタリアの労働法では sanzione disciplinare という形で用いられ、雇用者が規律違反の被雇用者に対しておこなう制裁行為を意味する(日本語では「懲戒」と訳されている)。独立的労働者の場合には、この制裁・懲戒の権限を職能組合が有しているということだろう。

7 契約責任とは、契約関係にある当事者間で契約の不履行当事者が負う責任であり、不法行為責任とは、契約関係にない当事者間で、権利や利益を不当に侵害した加害者が、被害者に対して負う責任である。日本では、契約関係下での交通事故や医療過誤の損害賠償請求は、前者(債務不履行)、後者(不法行為)のいずれを根拠におこなうことも可能であり、最近の医療過誤訴訟では、債務不履行責任を主とし、不法行為責任を従として論じる傾向にある。

イタリア民法で、不法行為は、フランス民法にならった第二〇四三条により「故意または過失」による行為で「他人に違法の損害を惹起する」ものとして、包括的に規定されている。一方、医療契約は独立的労働契約の一種である「知的作業契約」(本章訳注5)とされ、たとえば病院で医療過誤が生じた場合、病院雇いの医師に対して契約責任が問えるか否かが法学上の問題とされてきた。だが、近年の判例では、そのような場合にも知的作業契約の規定を適用し、職業上の注意義務や行為規範を基準に過失の有無を判断するとされている(Cafaggi, pp.142-3, pp.213-5)。

8 手段債務・結果債務は債務をその内容で区別しようとする考え方で、もともとはフランスで発展した。債務とは、主に契約関係において当事者の一方が有する、一定の行為をおこなうべき拘束である。大まかにいえば、手段債務とは、望ましい結果を得るために適切な処置をとる義務であり、結果債務とは、結果の達成そのものを目的とする義務である。この区別に従えば、医師の診療契約は、通常は病気の治癒といった結果の達成それ自体ではなく、それにむけて最善の処置をとることを内容とするものであるから、手段債務となる。日本の医療過誤訴訟においても、原則的には治癒しなかったことがただちに債務不履行とされるのではなく、治療にあたって医師が医療水準に見合う適切な措置をとったか否かが問題とされ、適切な処置がなされていないときにはじめて債務不履行責任が問われる。

9 破棄院は、最終審を行う裁判所という意味では日本の最高裁判所に相当するが、違憲立法審査権は憲法裁判所に属する。

10 文中の一九七八年の判例は、医療過誤裁判において、簡単な処置を困難な処置から区別して判断すべきとした画期的な判決である。以後、簡単な処置の場合には、悪しき結果の発生から医師の注意義務違反を推定することも可能とされ、原告（患者）側の立証責任負担を軽減する道が開かれた。

　医療契約上の債務を手段債務（本章訳注8）と理解すれば、医師の行為に過失があったこと、すなわち医師の注意義務違反は、患者側で立証しなければならない。だが、医療上の注意義務違反を判断するには、事例に応じて個別に基準を設定する必要があり、それは素人の患者にとっては非常に困難である。先の判例は、これに対して、容易で技術的な規準を確定しやすい処置の場合にはこれを結果債務と理解し、結果の不達成から規準を守らなかったことを推定して、注意義務違反（過失）の証明にかえようとするものであった。この場合、患者は悪しき結果の存在と、簡単な処置であったことを立証するだけでよく、医師は、自分には予見不可能な事実によって悪しき結果が発生したことを証明しない限り、過失を問われることになる。

　ただし、こうした判断は一般的とまでは言えず、過失そのものの証明と、過失と悪しき結果の因果関係の証明とを区別して、医師に過失の不存在の証明を課す代わりに、患者は過失と結果の因果関係を証明すべきだとする判例もある（Cafaggi, pp.182-186）。なお、フランスにおいても、直接の診断・治療行為に該当しない医療ミス（検査時あるいは麻酔による事故など）によって悪しき結果が発生した場合には、結果債務を適用する判例もあるという（ローラン・ルヴァヌール「医療責任に関する最近のフランス民事判例」『ジュリスト』第一二〇五号、二〇〇一年七月）。

11 患者の立証責任負担を軽減しようとする傾向は、日本の判例でも積み重ねられてきている。日本では、民法の規定上、不法行為で訴えれば、加害者（医師）の過失証明責任は被害者（患者）にあり、契約違反（債務不履行）で訴えた場合も、患者側は、被告が「債務の本旨に従いたる履行」をしなかったことを立証する責任を負い、これは実質的には過失の証明にほぼ等しい。しかし、近年では、通常は起こりえない異常な結果が生じた場合、その結果の存在によって過失の事実を推定する「事実上の推定」を認めるなど、患者の立証責任負担を軽減する試みがみられる。

日本では、診療契約を原則として準委任契約と解するのが通説である。準委任契約とは、事務処理を委託する委任契約のうち、法律行為以外の事務処理を対象とするもので、実質的には委任契約の規定（民法第六五六条）が適用される。委任契約は、雇用契約、請負契約・寄託契約とともに労務供給契約の一種であるが、労務自体の給付を目的とし、従属的性格の強い雇用契約、仕事の完成、すなわち結果の供給を目的とする請負契約や寄託契約に対し、労務供給者の判断や受任者との信頼関係が重視される。

こうした準委任契約としての位置づけもあって、医療契約上の債務は、結果債務ではなく手段債務と理解されることになるが（本章訳注8）、歯科や美容整形の一部については、イタリアと同様にこれを請負契約とし、予期された結果が得られないことに対する医師の責任を認めた判例もある（植木哲ほか編『医療判例ガイド』有斐閣、一九九六年、二一四頁）。

12 強制保険措置（本章訳注4）の例として、伝染病に対する予防接種や精神病者の強制入院がある。

13 日本の司法には、医師の注意義務違反の法的判断基準として「医療水準」という概念がある。これは単なる医療上の慣行ではなく、個々の患者に対する適応までも含んだ「臨床医学の実践」における水準であるとされる。また、その設定にあたっては、当該医療機関の性格や、所在地域の医療環境なども考慮される（前田達明・手嶋豊ほか『医事法』有斐閣、二〇〇〇年、二四六—二四八頁）

14 日本の学説や判例に対応させると、医師の説明義務に対するこの区別は（1）患者の身体の侵襲をともなう医療行為が、法的に正当と認められる要件としての、患者の同意を得るためのもの、（2）患者の知る権利や生き方に対する自己決定権に寄与するためのもの、と言い換えることができるだろう。中村哲氏は、加えて、悪しき結果が発生した場合に患者のその結果を納得させるためのもの、というもうひとつの分類をあげているが、これに関する裁判例はないという（『医療訴訟の実務的課題』判例タイムズ社、二〇〇一年、四八頁）。

15 「出生前診断」（英＝prenatal diagnosis、伊＝diagnosi prenatale）でインターネットを検索すると、米国六万四九七五件、日本一七七〇件に対し、イタリアでは七三件しかヒットせず、その中身も診断の種類や方法に対する情報提供が中心で、これを障害者の人権や女性の自己決定権とのかかわりから問題とするような論調は見あたらない（二〇〇二年一月現在）。今なお中絶をよしとしないカトリック的規範の影響なのか、イタリアでは出生前診断はまだ普及しておらず、問題点の認識も遅れていると推測される。

16 職業倫理法第二九条では「医師は、医学の限界を意識したうえで、診断や治療に対する同意を得るためにも、患者の教養や感情のレベル、判断力を考慮し、診断、予後、治療の見通しや、適用されなかったものも含めて諸々の治療法のありうべき結果に対する情報を与えなければならない」と定めている。日本の医療法にも、平成九年度の改正により、ようやくインフォームドコンセントに関する努力義務規定が挿入された。「医師、歯科医師、薬剤師、看護婦その他医療の担い手は、医療を提供するにあたり、適切な説明を行い、医療を受ける者の理解を得るように努めなければならない」（第一条の四第二項）。

17　イタリア民法は、知的専門職（本章訳注2）に対し、作業の提供が技術的に特別困難な場合には、「悪意または重大な過失」がないかぎり、損害賠償責任を免除している（第二二三六条）。またこの規定は、医師の責任を不法行為として追及する場合にも適用される（本章訳注7）。

第3章

子宮摘出の動向と現状

ダリア・ミヌッチ

子宮摘出の動向と現状

ダリア・ミヌッチ

外科手術は本来危険なものだが、麻酔、抗生物質、消毒、輸液[※1]、輸血が著しくその安全性を高めたことで、多くの命が救われるようになった。外科手術は近年めざましい発達を遂げ、技術的にも急速に洗練かつ改良される一方で、個々の手術の効果や適性は見直されはじめた。科学の進歩は治療の可能性を高めるが、肉体的・心理的・社会的に幸福な状態としての健康の概念が登場し、近代の方法的前提である実証にもとづく医学が認知されたことで、外科手術の適応はより明確になった。別の治療法で代替できる多くの手術が、もはや適当ではないとしておこなわれなくなったのは、ここ二〇年のことである。

子宮摘出についても、その適応や個々のケースに応じた手術の種類や技術について、まさに医療の世界で批判的検討がはじまっている。

現　状

子宮摘出の適応や技術のありようが各国で大きく異なることからしても、この批判的検討はますます緊急になされる必要がある。

子宮摘出は、全世界にもっとも普及した大手術のひとつである。米国[1]や南オーストラリア[2]では六〇歳以上の女性の三人に一人、英国[3]では六五歳以上の女性の五人に一人がこの手術をうけている。イタリアでは[4]、一九八三年からミラノ周辺でおこなわれている調査によると、女性の一二・二％が子宮を摘出されており、六〇歳以上ではその割合はさらに増え、一九〇〇年―一九〇九年の出生者では一二・八％、一九三〇年―一九三九年の出生者では二二・〇％にも達する。

年間手術数にも国により大きな差がある。一九八〇年代末には、一〇万人の女性に対して米国が五五〇件[1]、フィンランドが三八四件[5]、ノルウェーが一六四件[6]であった。

さらに、手術数の増減傾向も国により異なっている。米国では、一九八〇年には女性一〇万人あたり七〇一件であった摘出数が、一九八八年から一九九三年にかけては五五〇件と漸減した。だがノルウェーでは、一九七七―七八年から一九八八―九〇年にかけて年間摘出数が五〇％増大し、女性一〇万人あたり一六四人となった。イタリアでの増減に関する全国的データはないが、州レベルの資料からみて増加傾向にあると思われる。こうした割合や傾向の違いは、手術の適応が客観的というより主観的な基準で判断されていることを示している。

また、子宮摘出の種類（子宮体部のみの摘出、全摘出、周辺組織を含む摘出、卵巣などの付属器をも摘出するか否か）や、摘出方法（膣式か腹式か）、可能な技術（伝統的な形の手術、後述する腹腔鏡下手術、その混合）を選択する際の適応や禁忌も、国によって、また医師によって相当な違いがある。米国での摘出方法に関する最近の調査では、腹式よりも膣式の適応傾向が大幅に増え、その割合は三対一から一対六八となったが[7]、腹式手術についてはイタリアでも批判が出ている。子宮摘出は、更年期状態や子供の数とはあまり関わりなくしばしば卵巣摘出をともなうという調査結果もある。

しかし、手術が広範囲なものか限定的なものか、あるいは膣式か腹式かによって、女性の幸福や生き方は異なる可能性がある。子宮頸部は温存したほうがセックスには都合よく※2、手術跡が残るかどうかは患者の心理状態や感じ方に影響する。卵巣を残すかどうかは、更年期前の女性にとって、強制的に閉経を早めて急激にホルモン分泌を止めることを意味し、それはホルモン投与などの治療によってもすべてが充分には代替しえないのである。

子宮摘出が「予防的措置」としての卵巣摘出をともなうことは、その実態からみて、矛盾し批判されやすい点である※3。たとえば文献上は、子宮摘出の方法について腹式も膣式も難しさは変わらないとされているのに、予防効果や卵巣の状態の評価が手術方法によって異なるかのように、腹式での執刀が非常に多い[8]。医学書のなかには年齢に応じた適応を指示するものもあり、それは四〇代からであったりそれ以降であったりと本により多少の差はあるが、患者が閉経していれば卵巣摘出の適応とする点ではともかくも一致している。その論拠は卵巣ガンの予防であるが、それを示すために引用されたデータは、あいまいで一貫していない[9・10]。医学上健康な器官を切除するのは、これが現在でも残された唯一のケースである。卵巣の悪性腫瘍は破壊力が強く、進行に比して診断が遅れがちな不幸な病気のひとつであるが、今日ではエコーの使用で早期診断も可能となっている。[11] だとすれば、閉経前であれ後であれ、なぜ健康な器官や重要なホルモン分泌を女性から奪うのか？　少数のガンを予防するというさほど重要ではない目的のために、どれだけの卵巣が摘出されていることか。

良性の婦人病で子宮を摘出する際に子宮頸部を残すかどうかについても、判断は変わってきた。子宮摘出がおこなわれはじめた頃に頸部がほとんどそのまま保存されたのは、女性の健康を尊重するためではなく、その切除が難しいからだった。子宮頸部ガン予防のためにこれを摘出するのも、細胞診※4の導入前なら多少の利点はあった。子宮頸部は不要な器官ではないし、その喪失は周囲の神経分布を変化させて泌尿器および腸の機能や性感に悪影響をおよぼしかねない。子宮脱や肉芽の残存※5などの合併症を後から生じる場合もある。[12] 子宮頸部は、明確な適応があるときにのみ切除するという選択に、すべての医学書が賛同するわけではないが、子宮頸部を切除するか否かでそれぞれ実際にどのようなメリット、デメリットが生じるか、また、それぞれの選択におけるコスト―ベネフィットの関係はいかなるものかを、長期におよぶ綿密な研究で客観的に示すようなデータをあげている書物は少ない。

さらに子宮摘出は、合併症のない手術ではない。合併症には手術そのものにともなうもの（出血、感染、瘻孔《ろうこう》※6、腸や尿管の機能低下）もあるが、多くは子宮あるいは生殖器全体を喪失した結果であり、肉体的というよりもホルモン分泌に関わり、心理的、社会的、性的なものも含まれる。

数々の臨床統計を分析すると、良性婦人病に対する手術では一万件あたり六件から一一件、妊娠および出産の不調にかかわる手術では一万件あたり二九件から三八件で患者が命を失っている。一方、一九八二年の古い研究だが、[13]子宮摘出後の合併症罹患率は、きわめて軽微なものも含めると腹式では四三%、腟式では二四%に達している。

数少ない組織的な研究のひとつは、一九七八—八一年にデンマークでおこなわれた子宮摘出のすべてを手術後六年間にわたって調査したもので、[14]術後三〇日までに二・六%、九〇日間に三・七%、二年間で九・四%の患者に合併症がおこり、六年間の観察ではおよそ八%の患者が合併症による新たな治療を要したという。

合併症のなかでももっとも重要で研究もすすんでいるのが心理的、性的なものだが、これについても研究結果に矛盾がみられる。多くの研究が方法的に正確とはいえず、手術の種類、患者に与えられた情報、家族のサポート、手術前の状況、ホルモン剤投与の有無などの重要な変数を考慮しているとはかぎらない。[15-19]

展　望

実証、すなわち検証と比較の可能な客観的認識と実験にもとづく近代医学においては、手術の効果や適性は、健康状態を促進、回復するための診断や治療として評価されなければならない。先述のデータは、これが子宮摘出についても早急になされるべきことを示している。

あらゆる手術はそれ自体が健康に対するリスクをもたらすから、より大きな利益のためにのみおこなうことができる。子宮摘出は、手術としてのリスクだけでなく、生殖能力や女性のアイデンティティにとって大きな象徴的意味をもつ器官の喪失ももたらす。

したがって、治療行為としての子宮摘出は、健康に対する被害を阻止し、回復する唯一可能な手段である場合のみ正当であり、より害の少ない方法で、摘出の利益と比較して、摘出範囲は最小限にとどめられるべきである。

古い器質主義をのりこえて、健康や病の概念を定義するのは容易ではない。世界保健機関は、一九四七年にアルマータ（現カザフスタン）で「肉体的・精神的・社会的に幸福な状態」として健康を定義した。したがって病とは、こうした状態を脅かすもののすべてである。ここでの議論の場合、子宮のいかなる症状が病となり、予防や治療をうける必要があるのか？　また、手術以外の治療法が存在しないのはどんなときなのか？　そして、観察される個々の臨床例に対する最適な手術は何なのか？

多くの調査によれば[5]、子宮摘出の一〇―一五％は悪性腫瘍、八五―九〇％が良性（主に筋腫、次いで子宮内膜症、子宮脱、子宮出血、そしてごく少数だが出血過多、産後の子宮収縮不良など）の症状に対してである。

悪性腫瘍について

子宮や卵巣の悪性腫瘍は女性の幸福に対する重大な危機であり、子宮摘出は、今なお主たる治療法である。それでも、子宮頸部や卵巣の腫瘍の多くは早期に診断可能となり、たとえば子宮頸部だけ、卵巣だけなど、初期には手術をより限定的におこなうことも可能となった。そのうえ、子宮の細胞診によって腫瘍の進行状態を診断し、子宮そのものは保存して病巣のみを切除することで、進行性腫瘍の女性に対し、子宮摘出を要するケースを三分の一にまで減少させた。ガン増殖の危険とされる過形成※7など、その他の子宮の異状も、今日では大部分がホルモン剤投与や子宮内膜除去手術※8で効果的に治療されうる。

悪性腫瘍についても、遠くない時期に、研究により薬物治療が可能となり、手術の必要性がほとんどなくなることもありうる。

これらの新しい治療法は、しかるべき慎重さで、正しい手続きをふまえた臨床実験に保証されたうえで用いられなければならない。

良性腫瘍について

子宮摘出手術の圧倒的多数は良性疾患によるもので、あらゆる臨床研究が、手術の理由としてもっとも多いのが、多種多様な子宮筋腫であるとしている。個々の器官の処置にとどまらず、女性の健康を目的とする診断と治療の新しいモデルを特定するには、こうした状況から考察をはじめなければならない。

問題となる良性腫瘍は、子宮全体を肥大させたり、数ミリから十数センチと大きさも数も様々で、子宮壁に埋め込まれていたり、子宮の内外に突き出ていたりし、大きくなることもならないこともあり、閉経して卵巣ホルモン分泌が減少すれば小さくなることが多い。[※9] その大きさや、数や、位置は、痛みや量も様々な出血を主とする症状とは必ずしも関係がなく、女性の健康に被害を及ぼすこともあれば影響がないこともある。閉経前には生殖能力にも影響しうるが、影響しないこともありうるし、妊娠中に大きくなることもある。

では良性腫瘍は、単なる器官の構造上の変化にすぎないのか、あるいはどのようなときに病や病の危険性となるのか？　どのようなときに女性の「肉体的、心理的、社会的に幸福な状態」に影響を与えうるのか？　この問に対する答えは、治療の必要性を検証するための、またもしその答えが肯定的ならば、もっとも適切で効果的な治療を選択するための、基本となるものである。

筋腫が病気に含まれるか否かを客観的に定義しうる基準はない。女性の幸福が損なわれるのは、筋腫の大きさや位置によるというよりも、症状の有無や重さ、そしてそれにより生じる性生活や生殖能力の変化、心理状態や生活への影響によってである。このことは、しばしば、医学が実証に裏づけられるのと同様に比較と検証の可能な客観的データに依拠するというより、婦人科医の経験に頼った主観的判断に通じることになる。しかし、文献には、手術がほんとうに効果的で適切なものであったか、すなわち症状をとりのぞいて生活の質を大いに高めることができたかどうかを知りうるデータは少ししかない。さらに、必要な批判的考察を怠り、不断の自己点検を欠き、既存の対応に受け身的に順応してきたことも、筋腫治療の分野で医学が大幅に遅れをとる原因となった。

同様に、研究面でも、筋腫の発生原因を特定する地道な作業や、必ずしも手術に頼らずに効果的にこれを予防かつ治療するための不可欠なデータが欠けていた。

基礎研究の不足は、子宮筋腫が前述の意味で常に「病」であるとは限らない、良性腫瘍であるというだけでなく、目的である幸福との関係を吟味しないまま、ひそかに蔓延している摘出手術によって、問題が一応処理されていることに原因がある。

新しい診断―治療プロセスの研究

筋腫の診断に対しては、まず様子をみるか治療を必要とするかを問う必要がある。そのためには、女性にとっての確かな幸福を客観的に示す資料に基づいて、選択基準をより明確に定義しなければならない。ガイドラインやより確実な定義は地道な研究作業に期待するとしても、さしあたりは、健康に対して具体的で測定可能な危険があるか、すでに被害が進行しているときにのみ治療は有効なのであり、治療は現にある以上の被害をもたらしてはならないという古典的な考え方に依拠することができる。
治療が必要とみなされる場合には、何よりもまずその治療の有効性を判断しなければならない。前述のように、子宮の病気については筋腫そのものに作用して問題を決定的に解決できる薬はないが、病気の原因ともなる貧血をひきおこす出血などの症状をなくし、緩和することのできる薬、あるいは、筋腫を小さくし、出血や痛みを和らげて、女性の幸福を回復しうる薬はある。※10
薬物治療では充分でなく、妊娠が予期されるなど筋腫の切除が必要である場合に、手術の道がある。これはまず子宮ではなく筋腫のみを切除する方向でおこなわれなければならない。

臨床上、子宮を保存して筋腫だけをとる核出術は、かつても今も、若い女性か子供を生む可能性を残すことをはっきりと求める女性に対する手術だと考えられている。核出術は、全摘手術より簡単な場合も複雑な場合もある。とくに、筋腫の数が多かったり、大きかったり、子宮壁の層にくいこんでいたりする場合は、長時間で手の込んだ手術になる。そのうえ、新しい筋腫が出てくる危険性も無視できない。これらの理由で、これまで子宮はもっぱら生殖能力を残す必要があるときのみ保存されてきた。

新しい外科技術、すなわち、手術を容易にし、筋腫の再発を予防しうる薬物治療を必要に応じて手術と並行しておこなったり、診断機器により術後の追跡検査が可能になったことで、今日では、女性の年齢にかかわらず子宮保存的手術を選択する方向にむかっている。[※11]

内視鏡（腹腔鏡や子宮鏡）下手術は、長期的にはまだ利点が充分明らかではないが、術後の経過が短く楽であるという非常なメリットがある。

一定の再発危険性をともない、適切な再検査を要する保存的手術か、破壊的な全摘手術かを女性が自由に選択するには、真のインフォームドコンセントが不可欠である。

（すでに少なくなっているはずだが）女性の健康にとって子宮摘出がよりのぞましいとみなされる場合でも、健康な卵巣や子宮頸部の切除を正当化することはできない。

筋腫についてだけでなく、あらゆる良性腫瘍について同様の診断―治療プロセスを見きわめる必要がある。そうすれば、手術で治療すべきケースはずっと少なくなり、その大部分は子宮保存的手術で対応しうるだろうから、最終的に、今日治療の大部分をしめる子宮摘出は大幅に減少するはずである。
ＭＲＩ（磁気共鳴画像診断）[※12]を用いたていねいな診断でガンの可能性が否定されれば、薬物治療も可能であるし、それで効果がない場合には、長期的にも有効な場合が多い子宮内膜除去手術などの保存的手術を試みればよい。今日では子宮内膜症についても、薬や損傷の少ない手術による診断と治療の可能性が広がり、子宮摘出を要するケースはほとんどなくなっている。子宮脱は、下腹部や外陰部の異和感、尿失禁、直腸の機能低下による便秘や下痢をともなうことも多いが、それぞれの場合にもっとも効果的な処置を決定するための綿密な診断が欠かせない。もっとも軽い場合には適度の物理療法で充分であろうし、脱の修復のために手術を要する場合もあるとはいえ、子宮摘出が不可欠なのは、通常の生活状況ではまれにしか起こりえない完全子宮脱などのケースにすぎない。[※13]
医学におけるあらゆる選択と同様、子宮摘出が不可欠であるにせよ、健康なものを除いて病に侵された器官のみに手術を限定するにせよ、短期的・長期的な女性の生活の質と全体的幸福の回復を唯一の指標に、経過全体がそのつど検証されなければならない。女性の健康に適したもっとも効果的な選択の研究と検証、それに携わる医療技術者の養成に、医学界は責任をもって取り組む必要がある。

女性の役割

しかし、健康が真のかつ唯一の目的であるためには、医学界と全女性の協力が重要である。このことは、市民を自身にかかわる医療プロセスの主体たらしめるインフォームドコンセントという新しい力学として、実現されなければならない。そしてさらに、医学と女性は、ともにより適切な診断—治療プロセスを決定する研究に参加し、専門的な立場で市民に助言しうる知識と、患者が健康の増進と回復における真の主体となるために必要な情報や援助を与えることのできる医療従事者の養成を、協力しておこなわなければならない。

参考文献

[1] Lepine LA., Hillis SD., Marchbanks PA., Koonin LM., Morrow B., Kieke BA., Wilcox LS., "Hysterectomy surveillance United States 1980-1993", in MMWR *(Morbidity and Mortality Weekly Report)* CDC Surveillance Summary, vol. 46, p. l, 1997.

[2] MacLennan AH., MacLennan A., Wilson D., "The prevalence of hysterectomy in South Australia", in *Medical Journal (of) Australia*, vol. 158, p. 807, 1993.

[3] Chapple A., "Hysterectomy: British National Health Service and private patients have very different experiences", in *Journal Advanced Nursing*, vol. 22, p. 900, 1995.

[4] Parazzini F., La Vecchia C., Negri E., Tozzi L., "Determinants of hysterectomy and oophorectomy in northern Italy", in *Revue (d') Epidemiologie (et de) Sante Publique*, vol. 41, p. 480, 1993.

[5] Luoto R., Kaprio J., Keskimaki I., Pohjanlahti JP., Rutanen EM., "Incidence, causes and surgical methods for hysterectomy in Finland 1987-89", in *International Journal (of) Epidemiology*, vol. 23, p. 348, 1994.

[6] Backe B. Lilleeng S., "Hysterectomy in Norway. Quality of data and clinical practice", in *Tidsskrift (for Den) Norske Laegeforening,* vol. 113, p. 971, 1993.

[7] Kovac SR., "Guidelines to determine the route of hysterectomy", in *Ostetrics (and) Gynecology*, vol. 85, p. 18, 1995.

[8] Carlson K.J., Miller B.A., Fowler F.J. Jr, "The main women's health study 1: outcomes of hysterectomy", in *Obstetrics (and) Gynecology*, vol. 83, p. 556, 1994.

[9] Jacobs J., Oram D.H., "Prophylactic oophorectomy", in *British Journal Hospital Medicine*, vol. 38, p. 440, 1987.

[10] Weber A.M., Hewett W.J., Gajewski W.H., Curry S.L., "Serious carcinoma of peritoneum after oophorectomy", in *Obstetrics (and) Gynecology*, vol. 80, p. 558, 1992.

[11] Sluijmer A.V., Heineman M.J., De Jong F.H., Evers J.L., "Endocrine activity of the postmenopausal ovary: The effect of pituitary down regulation and oophorectomy", in *Journal (of) Clinical Endocrinology (and) Metabolism*, vol. 80, p. 2163, 1995.

[12] Hasson H.M., "Cervical removal at hysterectomy for benign disease. Risk and benefits", in *Journal (of) Reproductive Medicine*, vol. 38, p. 781, 1993.

[13] Dicker R.C., Greenspan J.R., Strauss L.T., "Complications of abdominal and vaginal hysterectomy among women of reproductive age in USA", in *American Journal (of) Obstetrics (and) Gynecology*, vol. 144, p. 841, 1982.

[14] Andersen TF., Loft A., Bronnum-hansen H., Roepstorff C., Madsen M., "Complications after hysterectomy. A Danish population based study 1978-1983", in *Acta Obstetricia (et) Gynecologica Scandinavica*, vol. 72, p.

570, 1993.

[15] Thornton E.W., McQueen C., Rosser R., Kneale T., Dixon K., "A prospective study of changes in negative mood states of women undergoing surgical hysterectomy: the relationship to cognitive predisposition and familial support", in *Journal Psychosomatic Obstetrics (and) Gynecology*, vol. 18, p. 22, 1997.

[16] Bernhard L.A., Harris C.R., Caroline H.A., "Partner comunication about Hysterectomy", in *Health Care Women International*, vol. 18, p. 73, 1997.

[17] Ryan M.M., "Hysterectomy: social and psycosexual aspects", in *Bailliere's Clinical Obstetrics (and) Gynaecology* vol. 11. p. 23, 1997.

[18] Helstrom L., Lundberg P.O., Sorbom D., Backstrom T., "Sexuality after hysterectomy: a factor analysis of women sexual lives before and after subtotal hysterectomy", in *Obstetrics (and) Gynecology*, vol. 81, p. 357, 1993.

[19] Nathorst-Boos J., von Schoultz B., Carlstrom K., "Elective ovarian removal and estrogen replacement therapy-effects on sexual life, psycological well-being and androgen status", in *Journal Psychosomatic Obstetrics (and) Gynecology*, vol. 14, p. 283, 1993.

[訳注]

1 給水、栄養補給、補血などを目的に、大量を静注または皮下注入しうる人工溶液。血液と等滲圧で、血球や組織に障害を与えない組成を持つ。

2 子宮頸部を性感帯とする学説は、現在の日本ではほとんど支持されていない。術式として、腹式に比べて腟式が必ずしも体への負担や後遺症が少ないともいえない（第1章訳注10、11）。

3 現在の日本の産婦人科学では、子宮を摘出する場合でも、異状がなければ卵巣は残すべきだとされている（第1章訳注17）。

4　採取した細胞の塗抹標本による、ガンの細胞学的診断。

5　子宮脱については、第5章を参照。肉芽とは、組織の壊死や欠損の際に形成される組織で、通常は異物を処理したあと置換して瘢痕となるが、これができすぎて残存すると出血や痛みの原因となる。

6　瘻孔とは、皮膚・粘膜や臓器の組織に、炎症などによって生じた管状の穴をいう。ここでは、手術の失敗により、膀胱と膣、あるいは直腸と膣の間が通じて、膣から尿や便がもれる状態を指すのであろう（佐々木医師談）。

7　細胞数の増加によって、組織や臓器全体が容積を増すこと。ただし、腫瘍形成などの無制限な細胞増殖ではなく、障害に対する組織の機能適応の表現であるものを指す。肝の部分切除や一側腎摘出後に見られる残存や代償性過形成などがその例である。

8　第1章訳注18を参照。

9　子宮筋腫には、そのできる場所により、子宮の内側（内腔）にむかってのびる粘膜下筋腫、子宮壁の筋肉層の中にできる筋層内筋腫、子宮の外側表面を覆っている漿膜下筋腫の三種類に分かれている（次頁図版参照）。

10　薬物療法には、経口避妊薬（ピル）を用いた偽妊娠療法（第5章訳注3）、GnRHアナログを用いた偽閉経療法（第1章訳注15）のほか、日本では漢方薬による治療もおこなわれている。いずれも出血や痛みなどの症状を緩和する療法であり、筋腫が小さくなる場合もあるが、筋腫がなくなるわけではない。

11　筋腫のみをとる核出術は、子宮内腔の変形がなく、少なくとも一つの卵管を傷付ける位置にないなら、筋腫核がたくさんあったりかなり大きかったりしても可能である。しかしたとえば、クレーターのように大きくえぐれた場合、多数の筋層内筋腫（本章訳注9）を取るような場合は出血も多く、技術的にも困難で、子宮内腔を傷つけたり、縫合不全によって感染をおこしたりする危険がある。また、筋腫の数が多い多発性筋腫は再発しやすいため、核出術では、癒着の危険性が高いうえに、出血も増える再手術の可能性も考慮しなければならない。したがって、全摘手術よりも核出術の方がつねに身体への負担や危険が少ないとは断定できない（前掲『どうする子宮筋腫』一四九—一五一頁）。

12

MRIは、一九九〇年代に入ってから普及した最先端の検査法で、個々の筋腫の位置や大きさを正確に知ることができ、ガンの早期発見にも適しているうえ、CT検査（コンピューター断層撮影法）とちがってX線を用いないので安全である。通常は、内診やエコー検査で子宮の肥大が確認されたときにおこなう（竹内理恵『安心して治す子宮筋腫』池田書

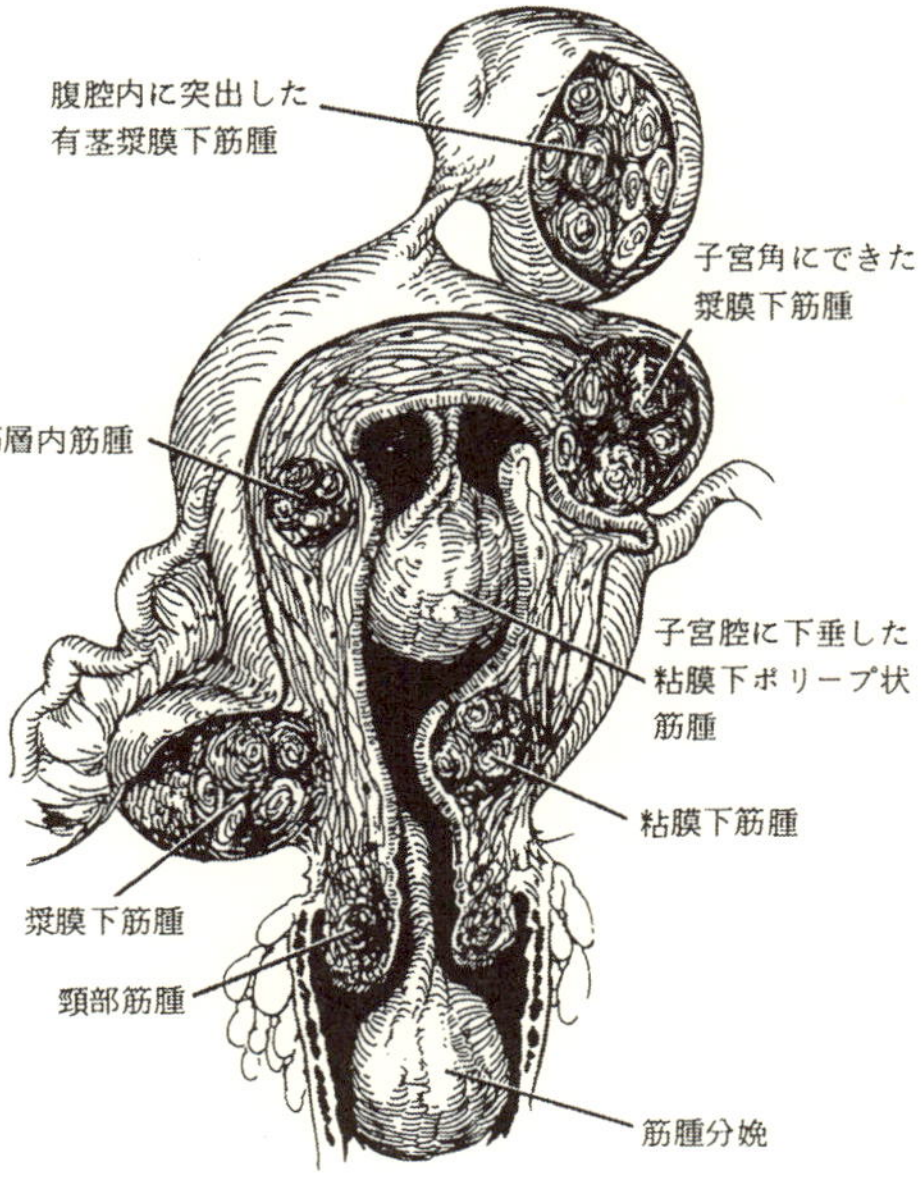

RALPH C. BENSON, MD著
「CURRENT OBSTETRIC & GYNECOLOGIC DIAGNOSIS & TREATMENT」1980より

前掲『どうする子宮筋腫』七八頁

店、一九九八年、六〇―六一頁)。

13 子宮脱については第5章を参照。佐々木医師によれば、子宮全体が脱出する完全子宮脱でも、子宮そのものが健康であれば、摘出は必要ない。

第4章

医師
——患者関係の危機と同意——子宮摘出をめぐる医師の責任

パオロ・ベンチョリーニ

医師―患者関係の危機と同意《コンセンサス》

――子宮摘出をめぐる医師の責任――

パオロ・ベンチョリーニ

1 近年、法学の発展により、医療行為における同意の重要性が強調されるようになった。立法上も、近年は医療問題に関する法規にいわゆる「インフォームドコンセント」の必要性が導入された。[※1]この特別な用語（おかげでイタリアでも、同意の重要性は実質的にはともかく形式的には顧慮されるようになった）はさておき、すでに何年も前に作られた共和国憲法第三二条第二項が、今日では法学者のみでなく医師の関心をひくものでもあることは疑いない。健康の権利を明言した同条第一項が、国民保健サービス法（一九七八年）の制定によって実効性をもつのに三〇年もの歳月を要したうえに、医療従事者に対して市民に本人の同意なく医療をおこなうことを禁じた第二項の発見は、さらに遅いものだったことは強調すべきであろう。[※2]

2 医療従事者は、医師の提案に対して患者が自らの同意（または立場）を最終的に表明する前に行われるべき情報伝達プロセスを無視したり、過小評価することのないようとくに注意すべきである。医学の伝統は、何世紀にもわたってパターナリズムに根ざしており、以前は説得力もあったのだろうが、最新の職業倫理法（一九九五年）が強調しているように、現在では正当化のしようがない。[※3] 医師と患者の関係は、強制ではなく、保健措置の見通しについての患者の自由な承諾にもとづいた、相互の信頼を中心とするものとなっている。

3 そのため医師と患者の関係もまた、人の諸権利と、それをだれにもまして保障する責任を負う者の義務とに関する、現代的な考え方に即して位置づけられる必要がある。それゆえ、医療の分野で憲法第三二条第一項および第二項の権利の遵守を保障するには、決して対等ではないが、相応の「治療協定」によってしか成立しえない医師と患者の関係の中身に注目する必要がある。この目的を達するには、科学技術的に有効な準備だけでは不充分であり、医師は「科学」とならんでそれに応じた「良心」をもたなければならない。「良心」とは、まず何よりも聴く能力であり、急がず落ち着いた時間とやりとりを通じて適切なコミュニケーションをはかる能力を意味する。だから、医師の訓練は必要であるが、それは今日なお学問上の経歴によっては保証されない。生命倫理上の反省や、それが提案する価値や原理にいっそう注意が払われていることはいずれにせよたしかであり、市民的権利にみあった新しい形で、市民と医療従事者の信頼関係が回復されるだろう。

4 この研究が目的とする子宮摘出の分析にあたり、医師の責任を確定するには次の二点の検証が基本となる。すなわち、子宮摘出の適応それ自体の臨床的・科学的評価と、それをうける女性が有効な形で同意したかどうかである。

4-1 他のあらゆる医療行為と同じく、子宮摘出の可否を臨床的・科学的に判断するには、適応と有効な代替手段および禁忌の場合を考慮し（またその間で適宜比較検討し）なければならない。禁忌の場合には、肉体的影響（今でも医師の頭はこれだけにとらわれている）だけでなく、精神と肉体の双方に配慮し、人格へのあらゆる影響を充分に考慮しなければならない。これには感情レベルの問題や人間関係も含まれる。憲法第三二条にいう「健康」の概念は、イタリアが憲法公布の前年（一九四七年）、世界保健機関（ＷＨＯ）に加盟した際に同意したものと同様である。ＷＨＯ憲章は、健康を「肉体的、精神的、社会的に完全に良好な状態にあること」と定義している。いきすぎた器質主義は、潜在的に（または実際に）有害とみなされた組織を切除するために、肉体を損う手術方法の選択を促すことがあるが、こうした組織切除が、女性の全身のバランスや精神の安定や潜在意識に与える影響はなおざりにされている。

4-2 いずれにせよ現行の事前説明は、子宮摘出の可否を最終的に決断するには充分ではない。臨床的・科学的に評価されうるすべての要素について、最終決定が女性本人にゆだねられ、本人が自分で評価しうるよう、正しく伝えられなければならない。

とはいえ、これは子宮摘出に特有の対応について述べているのではなく、もっと単純に、保健措置が「勧め」られる際につねにみられる態度が、この特別なケースにもあてはまるということを問題にしている。今日では自明のことだが、一九七八年法令第一九四号（妊娠中絶法）は、医師（信頼にたる医師、かかりつけの医師）に対して、科学的・技術的な権能が正しく適切に行使されていたとしても、女性の自律的な決定を優先しなければならないという状況をすでに予見していた。[※4]これは、女性が一人で放っておかれるということではなく、決定が直接的にも、また後々の結果から見ても、よりよく考えられた自覚的なものでありうるように、判断材料を患者側に与えようとすることである。

5　子宮摘出手術は、刑法上重大な結果をもたらす場合、傷害罪に相当する。刑法では第五八二条（身体傷害）、第五八三条（加重情状）、第五九〇条（過失傷害）が想定されている。それゆえ、医療法学的には問題は二分される。すなわち、一つは傷害の重さ、もう一つは犯罪の心理的要因である。

5-1　傷害の重さについては、一つの傷害事件からただ一つの疾病が生じ、それが四〇日を越えないときには単なる「傷害罪」とされる。一方、第五八三条の想定があてはまれば「重度の傷害罪」、「最も重度の傷害罪」とされる。子宮摘出が加重傷害罪に相当することは疑いなく、「重度の傷害罪」と「最も重度の傷害罪」のいずれかがあてはまると考えられる。

子宮摘出そのものの後遺症と、卵巣などの付属器もあわせて摘出した場合の後遺症は区別する必要がある。

子宮全摘出および両側付属器切除術[※5]の場合には、加重傷害罪の判定は免れえない。事実、第五八三条後半の「最も重度の傷害罪」の想定には「一器官の使用不能」も含まれている。刑法上の推定では、まさに「器官」の概念は「機能」の概念に相当しているのである。

子宮のみの摘出の場合、出産可能な年齢の女性ならば、同様に加重傷害罪と判定される。第五八三条後半では、現に「生殖機能の喪失」が規定されている。すでに生殖年齢を過ぎた女性の子宮のみの摘出の場合、ただちに加重傷害罪との判定はできない。この場合、ある機能が失われたかどうか、または、ダメージの大きい手術の場合、低下したとしても本来の機能を人体がすべて保っているかどうかを具体的に検証しなければならない。もし後者の結論に達したならば、傷害は「一器官の恒久的衰弱」にあたり、「重度の傷害罪」に相当する。つまり、刑法上の器官概念と純粋に解剖学的・形態学的な意味での器官概念が同一ではないことも、考慮される必要がある。

生殖年齢をすぎた女性の場合でも、もし一機能が完全喪失には至らないまでも著しく損なわれたと検証されれば、「最も重度の傷害罪」を認める場合がある。この基準は一般的にも有効と思われるが、とくに子宮摘出の場合にあてはまるだろう。実際、人体の社会的機能（明確には生殖機能のように）は、立法上特別に考慮され、刑法第五八三条後半の規定でも別個に、「発声の恒久的かつ重大な困難」が明示されている。私の見解では、出産不可能な年齢でも、子宮喪失は何らかの機能、とりわけ社会的機能にとくに大きな負担となるほどの影響を及ぼすことを考慮するべきだ。その影響は、仮にいかなる機能も完全には損なわれてはいないことが証明されても――必ず個別のケースに応じて評価しなければならない――、「最も重度の傷害罪」と認定すべきほどに大

きい。[※6]

5-2 この犯罪の心理的要因については、有効な同意があっても、医師の怠慢、軽率、不熟練と結果的にみなされる行為が原因と考えられる場合、過失犯とされる。このように、医事法学上の判定基準は、行為者の過失に対してあらゆる職業責任の条件が通例採用しているものと違いはない。[※7]

今日ではむしろ、故意の行為に対する責任の考慮という別の仮定に注意する必要がある。最近の有力な学説では、破棄院などの判例も確認しているように、万一同意がないか、または情報が不適切で同意が無効の場合、そのような医師（とくに外科医）の行為は（結果的な被害の大きさにかかわらず）「故意の傷害罪」の範疇に入れられる。[※8]

したがって、同意が有効でないなら、子宮摘出は「最も重度の傷害罪」との判定もありうる、故意の傷害罪と解する以外にない（または、ほとんど用いられることのない次善の策としての「重度の傷害罪」と解する以外にない）。

6 子宮摘出の問題が熟考されるべきなのは、それが医師の職業活動を導く義務と倫理の原則とかかわっているからである。職業倫理法（一九九五年）は、正しい情報（第二九条）と患者の同意にもとづく保健措置の実行（第三一条）をはじめとするその基準を示している。[※9]

子宮摘出の問題は、最近の生命倫理をめぐる議論においてもとくに関心をよびおこしている。

ミュンスター大学における研究機関の設立、イタリアの生命倫理国民会議での議論は、そのことを示している。子宮摘出問題のさらなる考察は、厳密に法的な問題にとどまらず、重要である。

しかしながら、こうした刑法上の問題への関心は、前述の適用されうる刑罰に関して、医師に恐れを抱かせるためのある種の脅迫としてのみ理解されてはならない。医師の行為の適法性とその前提でもある同意の基本的意義とが改めて注目されていることは、すべての者に認められるべき、深い倫理的意義を有する憲法上の原則を再確認させる。※10

［訳注］

1　一九九五年に制定された医師の職業倫理法を示すものと思われる（第2章訳注16）。

2　第2章訳注3を参照。

3　一九九五年の現行法制定以前には、一九七八年制定の旧職業倫理法が通用していた。

4　しかし、第1章訳注1に示したような事情から、イタリアのフェミニズム運動は、現在の中絶法が女性の自己決定権を真に保障するものとは必ずしも受け止めていない。

5　第1章訳注12を参照。

6　イタリア刑法第五八二条は、「身体または精神に疾病を生じる身体障害をもたらした者は、三カ月以上三年以下の懲役に処する」とし、第五八三条ではその加重情状として、「重度の身体障害」および「最も重度の身体障害」を定めている。「重度の身体障害」とは、「生命を危険な状態に置く疾病、または四十日をこえる期間の疾病、もしくは日常の業務に従事することの不能が生じたとき」「一感覚または一器官の恒久的衰弱が生じたとき」「妊娠中の女子に対して分娩が促進されたとき」で、三年以上七年以下の懲役が科される。「最も重度の傷害罪」には、「不治の病」「一感覚の喪失」「一肢の喪失、一肢を使用不能にする切断、一器官の使用不能もしくは生殖機能の喪失または発声の恒久的かつ重大な困難」「不具または顔面の恒久的創傷」「被害者の流産」が相当し、六年以上十二年以下の懲役が科される。

7 刑法第四十三条は、過失犯について、本人の意図しない結果が「怠慢、軽率、もしくは不熟練」から生じるか、「法律、命令、規則もしくは規律の不遵守」にもとづくものであることが証明された場合としている。

8 日本で、医療過誤が刑事事件となるのは、医療行為が患者の死亡などの重大な結果をもたらし、かつ、因果関係と過失（それも投薬や機器操作のミスなど技術的に単純な）の存在を明確に立証できる場合に限られる。そのため判例も少なく、一般の刑事事件と比較しても起訴事例に対して無罪率が著しく高い（中山研一編『医療過誤の刑事判例』第二版、成文堂、一九九三年、三―四頁）。また、刑事事件となる場合でも、故意の作為・不作為を前提とする傷害罪や殺人罪ではなく、業務上過失致死傷罪が適用される。

9 第1章原注（16）、第2章訳注16を参照。

10 一九九九年九月一日付の『イル・マッティーノ』紙は、「告知なしの子宮摘出」という見出しで、四八歳の女性に対して本人の同意なく子宮と両卵巣を摘出したパドヴァ郊外の病院外科医長が、最重度傷害罪で告訴されたことを報じている。一方、日本の最近の判例では、二〇〇一年三月二一日、東京地裁が、帝王切開の際に夫のみの同意によって子宮と右側卵巣を摘出された女性（当時四〇歳）の訴えに対し、不法行為（医師）および債務不履行行為（病院）として総額一三九一万円余りの損害賠償請求を認めている（『判例時報』一七七〇号一〇九頁）。

第5章

子宮摘出に代わる手術および薬物治療

リッカルド・サマリターニ

子宮摘出に代わる手術および薬物治療

リッカルド・サマリターニ

真に必要な場合の子宮摘出が、精神にも影響するほどのきわめて重い症状を取り除いて多くの女性の生命を救うことは疑いないが、同時に、厳密には効果がなくても子宮を摘出され、解決困難な問題にみまわれている女性に会うこともよくある。

子宮摘出は、今日でももっとも広くおこなわれている手術のひとつである。西洋諸国の子宮摘出率は米国でもっとも高く、北欧諸国では低く、興味深いことに国によって非常に差がある。子宮摘出率がこのように異なる理由としては、医師の立場や行動だけでなく、患者の特質や利用しうる医学的手段などの様々な要因が考えられる。

なぜ、子宮摘出数にそれほど関心がむけられるのか？　それにはいくつもの理由がある。イタリアのデータをみても、まず、子宮摘出による死亡率はきわめて低い（一〇〇〇分の一―二）。とはいえ、軽度の合併症の危険性はかなり高く（膣式の二四・五％、腹式の四二・八％）、輸血を要する出血（それぞれ八・三％、一五・四％）、腸の損傷（同〇・三％、〇・六％）、膀胱の損傷（同〇・三％、一・六％）、尿管の損傷（同〇％、〇・三％）、熱（同一五・三％、三二・三％）、

尿が出なくなる（同一五・〇%、四・八%）、膣円蓋脱出（同〇%、〇・二%）にのぼる。[※1]

次に、腹式では四―七日間、膣式でも二―四日に及ぶ入院期間や、回復までには六―一二週間を要する点も考慮しなければならない。そのうえ、子宮摘出は比較的高額の処置である。イタリアでは、一回の平均額は五〇〇万リラである。[※2]

第三に、相当数の女性が術後に症状の悪化や新しい症状を訴えている。術後によく見られる症状には、性交疼痛、性欲の減退や消失、ほてり、食欲不振、便秘、体重増加、腰痛、膀胱異常などがある。心理的影響については、精神面にも影響することは疑いないが、この方面の調査研究は遅れ、摘出の際にも無視されている。

最後に、多くの女性にとって子宮摘出は女であるという感覚への脅威として受けとめられ、このことが、子宮保存手術に価値をみとめる多くの運動団体においてはとりわけ、もっとも論議をよぶ点であろう。

ところで、子宮摘出により処置される婦人病はどのようなものなのか。逐一みていくこととしよう。

不正出血

不正出血とは、器質的原因のない出血であり、子宮摘出の三五%はこの理由による。不正出血があっても、患者によっては心配の必要はなく、何ら治療を要しない。いずれにせよ、ほとんどの場合、不正出血の最初の処置は薬であるべきで、患者の年齢や避妊の必要、副作用、処置にかかる費用を考慮しなければならない。用いられる薬は、その安全性により二種類に分けられる。

プロゲストゲン（黄体ホルモン物質）は、経口避妊薬、抗プラスミン剤とならぶ最も良質の治療薬である。[※3]これらの薬剤は副作用も少なく、患者たちにもかなり評判がよい。不正出血の治療薬にはその他の薬剤も市販されているが、副作用が多少強く、次善の策といえる。これらはGnRHアナログとよばれ、月に一回筋肉注射により投与され、一時的に閉経させる。[※4]これらの薬剤は、エストロゲンの減少や、ときには完全な閉経という取り返しのつかない事態を生じることがあるので、慎重に用いられるべきである。

ダナゾールも不正出血の治療に効果的で、一日二〇〇ミリグラムの投与で出血を七五％にまで減少させられるが、にきび、性欲減退、脂性肌、体重増加、多毛症、声変わりなど一連のわずらわしい副作用がある。[※5]さらに考慮すべきことに、服用を中止すると不正出血が再発することもある。その場合、服用は続けなければならないが、しばしば副作用のためにそれができない。患者は当然、この薬物療法の継続をいやがり、一方ではそのことが、子宮摘出に都合よく作用することがよくある。

長期にわたって使用できる効果的な器具は、ＩＵＤ（子宮内避妊具）である。[※6]これは一日二〇ミリグラムというきわめて微量のプロゲストゲンを塗布した装置を膣から子宮に挿入する。この装置は避妊作用があり、妊娠をのぞむ女性は用いることができない。この装置は出血量を八六％にまで減少させ、出血を理由に手術を受ける患者の数を大幅に減少させるはずである。

手術による不正出血の治療には、内視鏡下手術もおこなわれるようになり、とくに子宮内膜症の場合は、子宮摘出の有力な代替措置となる。子宮内膜症を腹腔鏡下手術で除去した女性の九〇％以上は、子宮摘出を避け得たばかりか、その後五年間はまったく他の婦人病の手術をうけずにすんだことがわかっている。子宮内膜除去手術と子宮摘出の比較研究が三本発表されているが、腹腔鏡下手術は手術時間が短く、合併症の罹患率も鎮痛剤の使用も少なくてすむうえに身体の回復も早く、短期間で通常の勤労生活に戻れることがわかっている。[※7]

子宮筋腫

不正出血の次に重要なものは子宮筋腫であろう。三五歳以上の女性の二〇—二五％は子宮筋腫であると推定されるが、その大部分は自覚症状がない。

子宮筋腫の治療は、症状、年齢、出産予定の三つの要因で決まる。治療法には、単なる経過観察、諸症状に対する薬物治療、筋腫核出術、子宮全摘出がある。筋腫が小さく自覚症状もなければ手術はきわめてまれだが、大きな筋腫の処置については見解が分かれる。筋腫は、閉経後には縮小するので多くは治療を必要としないが、ホルモン治療をうけたためにこの縮小が起こらない女性も多い。

手術を選択するもうひとつの理由は、可能性は低いものの、筋腫がガンに変化する危険性（〇・二％）である。筋腫が尿管を圧迫している場合は子宮摘出が不可避となるが、これはきわめてまれで、妊娠一二週ほどに子宮の肥大した女性に限られている。

筋腫の薬物療法は限られている。プロゲストゲン、抗プラスミン剤、経口避妊薬、男性化ステロイド剤（ダナゾールやジェストリノン）[※8]は、筋腫にともなう出血の治療に用いられるが、効果のあがらないことも多い。GnRHアナログは、筋腫を縮小させて症状を除去するが、あいにくこの縮小は一時的なものにすぎず、服用を中止すると、すでに述べたような副作用とともに、症状も再発する。

筋腫が貧血になるほど多量の出血をひきおこしたり、骨盤に痛みを生じたり、周辺臓器を圧迫したりする場合には、手術は避けられない。子宮摘出は、昔から選択的におこなわれる手術であり、子宮筋腫はその原因の三〇％をしめている。しかし、多量の出血をともなう大きな筋腫や筋腫が急速に肥大する場合には適しているが、出産可能な年齢の女性や子宮を残しておきたいと望む女性にとっては、もちろん効果的な処置ではない。今日では、核出術や動脈塞栓術（後述）がそれに代わる手術である。

核出術は子宮を残して筋腫のみを切除する手術で、月経機能を継続させて妊娠を可能とする。昔は開腹手術で行われた。術中、術後の合併症として、輸血を要する出血（二〇％）、感染（一二％）があり、一％は手術中に全摘手術へと変更される。今日では、子宮鏡や腹腔鏡での手術も可能である。内視鏡の一種であるこれらの手術法は、危険や合併症が少なく効果的である。これらの技術は、漿膜下筋腫、あるいは粘膜下筋腫の切除に不可欠である。内視鏡を用いた手術と開腹手術の比較研究はないが、これらの子宮を保存する手術は、出血をとめ、妊娠の可能性を大いに向上させることは明らかである。[※9] ある種の患者においては、子宮鏡下手術により子宮全摘出はもちろん、開腹手術も避けることができる。子宮筋腫の場合に核出術、全摘手術に代わるもうひとつの手術が動脈塞栓術である。これは熱によって筋腫を血管内で閉塞させ、腫瘍を壊死させる。[※10]

子宮脱

子宮摘出の六・五％は生殖器の脱出である。子宮脱にともなう症状には、下腹部の不快感、直腸や泌尿器の不調、脱出部の炎症や潰瘍による局部の不快感などがある。女性の病気のなかでも、子宮脱は、子宮を残す治療がそれほど容易ではない。[※11]

子宮脱の症状に対しては、ペッサリーを挿入して骨盤の体操や手術をおこなう。こうした子宮を残す治療は、出産能力を残しておきたい患者や手術をのぞまない患者を対象とする。定期的交換、性生活への介入、粘膜の炎症や出血、潰瘍をひきおこすことなどで、多くの患者はペッサリー装着に煩わしさを覚え、手術に訴える。

手術は、前膣壁および後膣壁から膀胱や直腸の脱を矯正し、排尿や排便のコントロールを可能にするだけにとどめることもできる。しかし、中度、重度の子宮脱の場合、手術を成功させるには子宮摘出も利用しなければならない。骨盤手術は通常膣式でおこなわれ、腹式手術の利用は少数である。子宮摘出の代替治療は、おおむね効果的であることが確認されている。子宮をつりあげる挙上術は、特別な場合に限られ、直腸の表面に子宮頸部や子宮円索を支えに行われる。[※12]

子宮内膜症

子宮内膜症の患者は二つに大別される。骨盤の痛みやその他の症状を呈する三分の二のケースと、不妊となる三分の一のケースである。もっともよくみられる症状は、骨盤痛、激しい生理痛、性交疼痛、出血である。子宮摘出は、当然不妊の治療には用いられないので、ここでは第一のグループのみを論じる。[※13]

子宮内膜症はエストロゲンの過剰分泌状態なので、薬物療法はまずホルモン分泌の抑制を目的とする。用いられる薬物は不正出血のところであげたものと同様だが、投与の仕方が異なる。たとえば経口避妊薬は、四―六カ月ごとに中断するだけでほぼ継続的に処方され、生理痛や骨盤痛を緩和する。プロゲストゲンは生理や排卵を停止させ、症状を緩和するが、出血や体重増加、体液の分泌抑制や乳房のはり、気分の変化をひきおこす。ダナゾールは、エストロゲンを低下させ、男性化作用をもたらすことで、子宮内膜症の進行を妨げる。一日四〇〇ミリグラムの服用で、実際に九五%の女性が排卵を抑制され、生理が停止し、痛みもなくなる。しかし、ダナゾールの副作用はひどく、にきびや気力の減退、脂性肌、体重増加、毛深くなること、などがある。ジェストリノンもエストロゲンを抑制し、五〇%以上の女性に生理を停止させるが、やはり男性化作用があるためあまり用いられない。さらに、下垂体の卵胞刺激ホルモン（FSH）や黄体化ホルモン（LH）の生産を妨げて卵巣ホルモンの分泌を抑制し、疑似閉経状態をつくりだすGnRHアナログも

ある。これらの薬物はほぼ等しい効果をもち、八〇％のケースで症状を改善させ、手術を回避させることができる。※14

重度の子宮内膜症の場合や、薬物療法によっても症状が緩和されなかったり使用が受け入れられない場合には、患部を切除して通常の組織を復元し、子宮を保存する手術をおこなう。薬物療法と保存的手術は、出産能力を保持しようとする場合はくり返しておこなうこともできる。しかし、慢性疾患の精神への影響やたび重なる入院・手術により、患者が全摘手術を選ぶこともよくある。子宮摘出の約四％が子宮内膜症によるものである。併せて卵巣を二つとも摘出し、代替ホルモンの投与を行うような子宮摘出は、この慢性疾患の最後の手段である。※15

手術における真の革新は、腹腔鏡を用いない手術に表われている。というのも、重度の子宮内膜症患者には腹腔鏡を用いた開腹手術が行われるが、軽度の患者は膣式手術が可能である。

子宮腺筋症は子宮の肥大や月経過多、月経困難症をひきおこすことがある。診断は通常、子宮ガン検診検査により偶然発見される。薬物療法はあまり効果がなく、最善の処置として子宮摘出がある。※16

骨盤内炎症性疾患

骨盤の潰瘍は、通常卵管摘出か両卵巣の摘出により治療する。※17 最近では強力な抗生物質が用いられるようになり、腹腔鏡や経膣エコーによって膿瘍をだすこともできる。

骨盤痛

慢性の骨盤痛に対して、子宮摘出をおこなう場合がある。骨盤痛症は、一九八四年にベアードによって、腹腔鏡では器質的障害がみつからないのに長年骨盤痛を患った女性にみられる、静脈のうっ血状態として定義された。こうした症例は、まず薬物治療が処方されるべきで、薬物では効果のみられない重症の場合にのみ子宮摘出に訴えるべきである。

ガン

女性性器のガンは、子宮摘出原因の五・六%をしめる。子宮摘出は、子宮頸部ガンが進行していた場合や子宮内膜ガン、子宮体ガンの場合には避けることのできない処置であり、卵巣や卵管ガン、ときには女性の病気以外のガンの手術に並行しておこなわれることもある。こうした場合の実質的代替措置はない。

[訳注]

1　子宮摘出で輸血を要するケースは実際にはごく少ない（第1章訳注9）。膣円蓋脱出とは、膣の最奥部が膣入口外に脱出露呈すること。

2　日本での子宮摘出は、摘出範囲や術式にかかわらず、一〇日程度の入院に、二二—三万円の費用（三割負担の場合）を要する。核出術は保険点数が低く、手術の手間がかかる割にはより安価である。五〇〇万リラは、原著書出版当時のレート上はおよそ三〇万円だが、イタリアでは一般労働者のほぼ二ヵ月分賃金に相当する。

3　女性ホルモンには、エストロゲン（卵胞ホルモン）、プロゲストゲン（黄体ホルモン）の二種類がある。プロゲストゲンは、日本では不妊治療にのみ利用されるが、本文にもあるように、エストロゲンが筋腫の原因とされるのに対して、筋腫を小さくしたり諸症状を緩和したりする。

中用量の経口避妊薬（ピル）は筋腫の症状緩和にも用いられるが、プロゲストゲンとエストロゲンの両方が含まれているので、本人のレセプター（ホルモンに対する感受性）によってはかえって筋腫を肥大させてしまう場合もある。ピルの副作用には肥満、むくみ、肝機能障害、血栓症、胃腸障害などがあるが、偽閉経療法（第1章訳注15）によるエストロゲン分泌抑制の害の大きい、若い女性に勧められることが多い（前掲『どうする子宮筋腫』一〇三頁：子宮筋腫患者の自助グループ「たんぽぽ」ホームページ）。

4　抗プラスミン剤は、プラスミンの作用を抑制し、出血を止める薬。プラスミンには血栓予防作用があるが、その働きが強すぎると出血をもたらす。

5　第1章訳注15を参照。

ダナゾールはステロイド剤の一種で、GnRHアナログと同様「偽閉経療法」に用いられ、これとはまったく違う副作用がある。最近の日本では、腫瘍マーカー値を低下させやすいGnRHアナログの方がよく使われるが、ダナゾールは少量で長期に継続して服用したり、漢方薬と併用したりすることで、副作用を軽減させたうえで出血などの症状を緩和できる場合がある。しかしいずれにしても、薬物治療によって筋腫がなくなるわけではない（佐々木医師談）。

6 子宮内避妊具（ＩＵＤ）には、そのまま使用するものと、薬剤を塗布して使用するものの二種類がある。黄体ホルモンには子宮内膜を薄くする作用があるため、これを塗布したＩＵＤを挿入すれば、月経量は減少するが、長期的な影響は未知数である。黄体ホルモンを塗布したＩＵＤは、日本では未認可である（佐々木医師談）。

7 子宮筋腫や子宮内膜症の内視鏡下手術には、膣から電気メスを仕込んだ子宮鏡を挿入しておこなう子宮鏡下手術、お腹にいくつもの小さな穴をあけてそこから電気メスの仕込まれた腹腔鏡を挿入しておこなう腹腔鏡下手術がある。しかし両者とも利用範囲は限られ、子宮鏡下手術は粘膜下筋腫か筋層の浅いところにできた小さな筋層内筋腫（第3章訳注9）、腹腔鏡下手術は卵管の癒着剥離や卵巣嚢腫（第6章訳注7）が主な対象である（前掲『安心して治す子宮筋腫』九八―九九頁）。

ここではこれらの手術法が非常にすぐれたものであるかのように書かれているが、腹腔鏡下手術をうけた女性の九〇％が「その後五年間は他の婦人病の手術をうけなかった」という部分は、慎重に受け止める必要がある。というのも、腹腔鏡下手術で治療できるのは、小さく浅い筋腫のみであるからである（佐々木医師談）。

8 ジェストリノンは、日本では用いられない薬である（佐々木医師談）。

9 腹腔鏡下手術は全身麻酔を必要とするうえ、小さな穴からリンゴの皮をむくように電気メスでそぎ取った筋腫や子宮内膜を取り出すので手術が長時間に及び、身体への負担は大きい。本文にあるように、開腹手術よりも優れていると手放しで断定するのは危険であるし、日本では保険もきかず、高価な手術である。また、開腹手術をしても、輸血が必要になるのは、限られた場合である（佐々木医師談）。子宮筋腫の種類については、第3章訳注9を参照。

10 動脈塞栓術は、血管を詰まらせて栄養源を絶つことによって筋腫を壊死させる手術であるが、筋腫に通じている多くの血管から、とくに栄養を与えている動脈を特定することは大変難しい。したがって、動脈塞栓術は、本文では新しい技術として評価されているものの、技術的にも方法的にもまだ未確立でリスクが大きいうえ、日本では保険の適用も認められていない（佐々木医師談）。

11 子宮脱とは、子宮が膣入口部を越えて下降した状態をいう。本文の記述とは異なり、子宮のほぼ全体が脱出する完全子宮脱の場合でも、摘出の必要はない（佐々木医師談）。

12 子宮脱の修復手術には様々な方法があり、子宮を残す場合でも、出産は原則として禁忌となる。出産を希望する場合には、本文にもあるように、リングペッサリーによる治療が適している（佐々木医師談）。

13 子宮内膜症とは、子宮内膜の特徴を備えた組織が、正常な子宮内膜以外の部位に存在するものをいう。子宮筋層内にできる子宮腺筋症と、子宮外の様々な部位（卵巣がもっとも多い）にできるものがある（第6章訳注11）。子宮内膜症は、たしかに不妊の原因となることが多いが、不妊とその他の症状が両方みられる場合も多く、患者の症状が二つに「大別される」わけではない（佐々木医師談）。

14 本章では、薬物療法が、子宮筋腫にはさほど効果がないとしながら（一二一頁）、子宮内膜症では八〇％のケースに効果があるとしている。しかし、実際には、筋腫であれ内膜症であれ、薬物の効果はケースバイケースであり、副作用に注意しながら慎重に用いる必要がある（佐々木医師談）。

15 外性子宮内膜症でもっとも多い卵巣チョコレート嚢胞（本章訳注13、第6章訳注11）で卵巣を摘出する場合、両側卵巣を摘出すれば、月経や妊娠可能性がなくなるため、子宮ガンの危険性を避けるために子宮の摘出も可ということになる。片側卵巣摘出でも卵巣と子宮の癒着がひどい場合には、子宮が摘出される。

16 子宮腺筋症とは、子宮壁の筋層内に子宮内膜の特徴を備えた組織ができるもので（本章訳注13）、子宮は固く均等に肥大する。激しい月経痛をともなうことが多いが、組織が筋層一面に広がっているので核出術は難しく、本文で言うように全摘出がやむを得ない場合も少なくない。ただし、「薬物療

17

法はあまり効果がない」というのは適切ではなく、閉経に近い年齢で、腺筋症の範囲がそれほど広くなければ、逃げ込み療法（第1章訳注15）は効果が大きい（佐々木医師談）。

淋菌やクラミジアの感染症は、卵管や子宮の溜膿腫を起こし、抗生剤治療に抵抗するような強い炎症に至ることがある。そのような場合には、手術によって炎症の強い部分を切除しないと回復しないが、本文にあるように、こうした手術が「通常の」措置であるとはいえない（佐々木医師談）。

第6章 十 証言

ルチーア・バッソ（ヴェネト州女性企画センター長／パドヴァ病院保健婦および同病院統一組合代表団議長）

子宮摘出に関するさまざまな実践と女性の生活に対するその影響

子宮摘出のような微妙な問題をとりあげることによって、このように古典的でアクチュアルな「女性と医学」の関係という問題をあらゆるレベルで論じようとしたダラ・コスタ教授に感謝する。

私は経験から——個人的経験でも、またヴェネト州女性企画センターでの長期にわたるボランティア活動の経験でも——女性の生殖器の摘出は、性に関わる欲求と権利、すなわち性的に自律した主体としての選択の権利、自らの肉体に関する権利を侵害し、否定することによって、生活の質をとり返しのつかないほど変えてしまうということを確認することができた。それで、生殖器をできる限り保存しようとする、子宮摘出とは別のやり方を可能な限り用いるべきだという確信を抱くようになった。

ヴェネト州女性企画センターには、子宮摘出後にパートナーとの感情的、性的関係がまったく変わったとして、女性たちが助けを求めてやってくる。彼女たちは、自分のセクシュアリティをもはや認識できず、何がおこったのかを知ったうえで、失った精神と肉体の健康やパートナーとの関係を取り戻そうとする。
こうした女性たちと面接し直接対話することで、女性が科学や医学にどうしても頼らざるをえず、医師を恐れ、依存するがゆえに、自分の肉体や生き方に対していかに限られた力しか及ぼすことができないかを痛切に感じる。このように女性が自ら決定できないのは、技術万能主義や、女性の問題をあつかうときの、冷酷とは言わないまでも無頓着なやり方にも原因がある。

一方で、ダメージの大きさは、「私はすっかり取られてしまった」、「私は全部失ってしまった」という女性たちのことばそのものに表れている。精神的落ち込み、性欲の喪失、取り返しのつかない損害を被ったという感覚が、どのような結果をもたらすかは容易に想像できる。

子宮摘出に関する私の直接の経験を話そう。一七年前の三三歳のとき、私は多発性子宮筋腫と診断され、筋腫がかなり大きく子宮摘出が必要だと説明された。[※1] その際、私の母も四二歳で同じ病気にかかり、子宮を摘出したと言われた。私は、そのとき抱いた感情や疑念を今だに覚えている。「性質の不確かな」腫瘍や「より少ない害悪」を選ばなければならないという恐れや不安を認めてもなお、母となる選択を放棄しなければならないことが、私にはひどく重かった。

落胆と恐れのなかで、幸運にもある医師に出会うことができた。私を手術したその医師は「保存の哲学」を信じていた。彼が主張するには、三三歳の女性は人生や出産にかかわる選択を修正はできないし、するべきではない。だから、腫瘍を切除しても子宮の全体は保存されるべきなのだった。こうして子宮摘出とは別の可能性もあることを知り、私は摘出を受け入れるのは間違っていると思ったのである。

私や他の人々の経験から、何が得られるだろうか。

女性たちは医学にきわめて単純なことを求めているのだ。つまり、情報を得ることによって、恐れ、不安、悲しみでいっぱいの病気という出来事を乗り越えられるようにするということだ。情報を得ることから選択の自由が生まれ、可能なかぎり、精神と肉体は調和し健康状態も回復しうる。

それゆえ女性の肉体や生殖器に対する手術の極端な技術万能主義、残念なことにますます「侵略的」となるかにみえるこうした技術偏重は、克服されなければならない。それは、決定能力と選択可能性を保障する、人間中心の適切な情報に配慮することで可能となるだろう。

女性に自律性と主体性を認め、それぞれの肉体の完全性が、我々の人間としての経験において大切に保たれるべき貴重な財産であることにかんがみて、人間の諸器官を復権し、評価することが求められている。

フランチェスカ・ランパッツォ（五四歳／主婦／パドヴァ）

女としての私の体験をお話ししましょう。私は五四歳で、医師ではなく、単なる主婦です。だからと言って、子宮の価値はさがりません。少なくともそう信じており、私にはそれなりに大切なものです。閉経の年代にさしかかったときのこと、定期検診中に、婦人科医から子宮の肥大を指摘されました。大したことはないが、時がたつにつれ弊害がでる可能性があるから、摘出も考えられるという説明でした。安全に出産する時期は終わったことだし、「全摘手術」なら利点ばかりだからというのです。有害なピルの使用も必要なくなるし、場合によってはありうる高齢妊娠も避けることができると。私は抵抗しました。この「解決策」がそれほど合理的とも、それほど後遺症がないとも思えなかったのです。私が拒否したので、婦人科医はささやかなホルモン治療へと方向転換し、カードに記されてあった予定どおりに、子宮は標準サイズに戻りました。「びっくりした。この目で見なければ、信じられないところだ」とは、彼の言葉です。まさに僥倖でした。

今は本当にうまく逃れたものだと思っています。思い出すと、女の幸せに極めて大切なこの器官が、この時は、そこから解放されなければならないもので、なくても同じようなものだと見なされていたのです。私は本能的にそんなはずはないと感じ、だからこそ抵抗しました。今ここで、よくやったものだと、ますます思いを新たにします。また当節は医師志望者に、患者の意見を聞くこと、もっといたわりをもつことが教科のようにして教えられていると聞きます。そこで、他人の苦痛への理解をもつということについて、長男の出産の際、分娩直後に、寒くて震えながら、お産でできた裂傷を縫合してくれる当直医が来るまで放置されていたときのことを話したいと思います。果てしなく感じられた時間のあと、到着した医師は、麻酔なしで縫合にかかりました。死ぬかというほどの苦痛で、私は何度か悲鳴をあげ、反射的に体を動かしました。私がじっとしていず、文句を言うというので、乱暴な口調で叱られたのを覚えています。女性が専門家に健康をゆだねようというとき、このような思いやりの欠如、それどころかサディズムの対象になることが、これ以上ないよう祈ります。

C. P.（三三歳／主婦）

一年前、三男が生後六か月のときに、腹部に激痛を感じ、救急診療所へ行ったところ、第二期の子宮脱と多のう胞性卵巣という診断をうけました。[※2] そのあげく、「まだ三二歳で、少々お気の毒ですが」とも言われなければ、どういうことなのかきちんとした説明もなしに、いきなり「全摘手術」しか方法はなく、「お子さんはもう三人いるし、これで少しはよくなりますよ」と言われました。

私は頑固な性格なので、それに応じませんでした――でも、今だにこのことを考えると、怒りがこみあげます――しかも子宮脱の問題を抱えたことのある、いろいろな方とお話しして、病院では教えてもらえませんでしたが、出産準備の場合と同様の体操で、この方たちが解決したことを知りました。そこで疑問です。なぜこうしたことを言わないのでしょうか。こうしたケースでは、時には特別な体操をするだけで症状を改善できることもあると、なぜ教えてくれなかったのでしょうか。

その後、信頼していた婦人科医にも言われました。「いいじゃないか、完璧な体ではなくなっても、やって行けるだろう。何と言っても、もう三人も子供がいるんだ。」

それから、インフォームドコンセントについても、知りたいことがあります。アデノイド切除をすることになった喘息患者が、ある種の薬（アトロピン）にアレルギー反応を起こすことを麻酔専門医に知らせたのに、後になってカルテから、結局この薬が投与されて、徐脈[※3]と激しい強直性痙攣をひきおこし、「空気が通る余地がないほど強く歯を噛み締めていた」ために、固い管による挿管をせざるをえなかったとわかった場合、（責任があるとすれば）誰に責任があるのでしょうか。手術後、医師からは、すべてうまくいったのだが、麻酔から目覚めるときに「ちょっとした不都合」が生じた、と家族に話があっただけでした。

マウリツィオ・ボルサット（パドヴァの家庭医[※4]）

医者と患者の関係における家庭医の重要性

医療の中心は患者のニーズであるべきだと市民が強く主張するようになったため、医療および医療従事者は危機に陥っている。それでも、これほど国内のすみずみまで行き届いた医療システムを利用できたことは今日までなかったし、少なくとも利用しうるサービスや情報の質において、近年生活の質があきらかに向上したことを認めないわけにはいかない（もちろん西洋社会の話である）。にもかかわらず、いや、だからこそ、少なくとも年配の人々にとっては大切な存在であった家庭医の役割が少しづつ忘れられている。その役割は、絶対的なまでの助言や忠告を通じて行使される恩情的な上下関係であったが、患者は、そうした医師との関係であればこそ安心感を得られたのだった。いったい何がおこったのか。

とくに二つの事実がこうした医師―患者関係の危機に対応し、またそれを決定づけている。まず、基本的な家族構造の解体と、少なくとも都市部における家族の各構成員の相対的孤立。そして、医師の序列や労働市場における家庭医の地位低下と、その社会的立場の弱体化。

家庭医は正当な評価をうけず、専門家中心の病院組織であろうとする公式医学において正当な位置づけを与えられずにいる。だが、まさにその権威を低下させた結果、今日の家庭医は、一般市民や彼らが日々診療所にもちこむ様々な問題にいっそう深くかかわることになった。家庭医と市民は、ともに現代社会のなかで均質化・同一化され、疎外された者となり従属的立場に陥る危険がある。

人並みに生きることさえ危ういなかで決定の意志や能力を失い、どんな問題に対しても所与の解答を求めて、個々の問題はそれぞれ固有の重要性をもち、問題には優先順位があるということを見失う。こうしたことは、しばしば人々の行動を根本的に変えてしまう。この力を逃れることは、医師にとっても市民にとっても困難である。たしかなことは、価値とニーズとを区別することの難しさが、患者と家庭医の関係のありようを根本的に変えたということだ。そしてその関係は、家庭医の存続を望むのであれば根本的に変わらざるをえない。

このような前置きをしたのも、子宮摘出の問題は、我々家庭医が日々かかわっている診療所の組織や人間関係の難しさをよく表していると考えるからである。私は研修医時代の大部分を産婦人科ですごし、この問題の重大さを身をもって体験した。当時私は、多くの子宮摘出手術を正当化しうる明確な理由を見いだすことはできなかった。私は、あれほどの大手術をごく頻繁におこなう必要性に疑問をもち続け、以来、私の診療所に来る女性たちにどう思うかを尋ねている。

すべての女性が、自分や他の女性の経験として、効果がないばかりか後遺症を残しかねないこの手術について語った。だが、何より私が考えさせられたのは、女性たちが、自分の肉体的・精神的完全性を閉経後もそこなわずに維持するという問題を、批判的かつ綿密に分析していたことだった。その多くは、子宮筋腫と診断されて子宮摘出、ときには卵巣摘出をもあわせて勧められた女性たちである。だが彼女たちの大半は、更年期をすぎてもなお、そのうち役に立たない邪魔物になるとされた多少とも肥大した子宮を保持している。

こうした経験から、私は、肉体は時がたてば自然に変化しうることを認識し、受けいれることが、家庭医が日々の診療で出会う最も重要な問題のひとつであると考えている。このことは、閉経などの年齢に応じた生理的プロセスであっても、多少とも重度の病気の進行であっても同じである。

ここで私は、子宮や卵巣にはじまって全身がガンに侵された二人の女性を思い出さずにはいられない。私は、その病いと苦しみを認め、受けいれることを前提とした対等な関係のなかで、彼女たちの最期の数カ月間をともに生きた。そうした関係から私が学んだことは、ありふれた体の不調に耐えることのできない患者たちとの慌ただしく気短かな関係に彩られた私の仕事のなかで、非常に有益だった。仕事上の、あるいは個人的な人間関係の従属性が強まり、主体同士の関係ではなくなるという社会的問題でもあるこの現象が、過少評価されてはならない。またこの意味で、会話によって成立する医師と患者の関係のなかで、無意識に話しことばに挿入されて、それを誇張するような専門用語が当然用いられることに注意しなければならない。そこで、不適当に挿入されたり、説明が不十分で幾通りにもとれることばを耳にすると、患者は当惑する。ことばにはそれぞれ意味があるので、ここ数年の話しことばの貧困化を考えても、医師として患者にものを言う場合には大いに注意しなければならない。とにかく結論を急がず、聞く耳をもつべきであり、患者が彼らの問題をすべて話すことができるようにしむけなければならない。

困難ではあってもそうすることで、私は、子宮摘出を言いわたされた患者がためらいを感じていることを理解したし、患者はやがてそれを自覚的でたしかな選択としたのだった。ためらいが解消されないままに子宮摘出をうけてしまうと、事態はより難しくなる。私は問題のいくつかの側面に触れたにすぎない。結論を述べれば、患者と医師の関係は、互いにその関係のなかで自由であると自覚しうるような率直で忌憚のないものでなければならないし、そのことによって、両者はともに十分な理解に達することができるのだ。

ノルベルト・ペリン（パドヴァ病院泌尿器科医師／労働総同盟医師組合員）

まずダラ・コスタ教授に謝意を述べたい。子宮摘出というホットな話題に関する彼女の報告に微力ながらも加わることで、この手術が女性と医師のあいだだけでなく、女性自身にとって非常に重要であることを理解することができた。

子宮摘出を勧める男性中心主義の外科医というゆがんだ姿は、私自身であったと思う。事実、いつか、四〇歳を少しすぎた私のパートナーが子宮筋腫（筋腫はひとつかふたつだった）をわずらったとき、彼女の婦人科医は保存的療法を試みるよう勧めたのに、医師としての意見をきかれてこう答えた。「子宮をとればいい。その方がいい」、と。だから、私は子宮摘出の適応には男性中心主義的な偏向があることを疑っていない。だが現に、子宮摘出は婦人科でももっとも儲かる手術のひとつであり、その適応には、男性中心主義だけでなく、外科学そのものの歪曲があると考えられる。

子宮摘出が女性の体におよぼす影響の過小評価や無理解、そして摘出手術の勧めが外科学や男性の偏見に大きく影響されていると仮定したときに、私は少なくとも労働組合をつうじて近年のヴェネト州における子宮摘出手術の数を知る必要があると思った。子宮筋腫のような良性疾患を理由にこうした手術が「過剰に」おこなわれていることを検証するためにも。データからは、ヴェネト州の子宮摘出数が多いばかりか、増加傾向にあることがわかる。一九九三年には五九〇九件であったのが、一九九六年には六六八五件であった。しかしさらに重要なことは、私の個人的研究によっても確認したことだが、疾患が良性か悪性かをとわず、すべての摘出手術がひとつの統計となっていることだ。

しかし、ヴェネト州は（そして他の州や全国レベルのデータについてもいえることだが）、国際的な規準からは外れるが、良性疾患に対する摘出と悪性疾患に対するそれとを区別できるように統計化するのが適当だろう。さらに、被摘出者の年齢を知ることも重要である。この意味で、州に対して女性の年齢別に子宮摘出率がわかるよう要請した。

ともかくこうしたデータによって、良性疾患に対する子宮摘出の適応は過剰であるといえるだろう。これは、医療において外科学、男性、経営を優先する三大中心主義に帰すことができよう。まず第一に、医療制度のなかで医療が経営となったとき、顧客である患者は、仮に充分な説明を受けても、供給される商品を判断できる状態にはない。ダラ・コスタ教授と同様、医師の認識いかんで患者のとりうる道の良し悪しがともかくも決まるというこうした一般的構図のなかでも、不当な子宮摘出を女性の側から判断し拒否することは、女性自身の手で追求しうる目的である。これは、女性と、女性に子宮疾患の手術や治療に対する認識を与えて基本的準備をさせる医療従事者との共同の努力により、実現されるであろう。

第二に、とにかく診断どおりの結果を期待する医師と患者の関係は、医師に「合法的」（もちろんその恣意的な理解であるのだが）決定をするように求め、科学的知識や倫理的価値に基礎をおく患者にとってよりよいものではなく、医師自身にとってより確実なものを選択するように促す傾向がある。すなわち、医師が法律上責任を問われることがより少ない選択をするように。米国で帝王切開による出産が多いことは、こうしたカッコづきの「合法的」医学の好例であると思う。[※5]

だが、子宮摘出は、婦人病の他の手術に比べてももっとも過酷で影響の大きいものなので、こうした理屈によってもその多さを説明することはできない。子宮摘出の異常な多さは、男性中心、外科学中心、経営中心という前述の三つの理由によってのみ説明しうる。

カルメン・メオ・フィオロト（教育心理学者／Crs-Idea オルタナティブ教育力学研究所長／パドヴァ）

この場では私は指導者、教育心理学者、精神力学教育者の立場を離れ、本日討論されている問題で言葉につくし難い苦しみをなめてきた女としてお話しします。昔、私は八人兄弟の母親役をしました（最年少が八か月で、その上が三歳の双子、五歳…といった具合）。母が四〇歳で他界し、一六歳半の私が家族をまとめることになったのです。二四歳で結婚したとき、ぜひ自分の子供がほしいと思いました。教職につき、教育学の勉強をし、兄弟を見てきた長い経験があるのですから、完璧な母親になる準備は万全でした。なのに不幸が始まったのです。流産を二度、三度…と繰り返しました。医師たちには、検診や検査の結果はすべて問題ないと言われました。もっとも診察や検査自体は、必ずしも問題なしとはいきませんでした。卵管造影の際――卵管にヨー素をもとにした造影剤を注入する検査で、このような検査を体験するはめになった人ならお分かりになるでしょう――苦痛に当然の反応をしたところ、医師から平手打ちを食い、おまけに口にできないような下劣な言葉でののしられたのです。

六回目の流産のときに初めて、医師たちは私と夫にRh検査をしてみようと思いつきました。私はRhマイナス、夫はRhプラス。妊娠が三カ月半以上もたなかったのは、そのためでした。[※6]なのに私は妊娠するたびに、ゆりかごや産着を用意していたのです。

長くてつらい受難の日々でした。昼間は精神状態を隠そうとつとめましたが、毎晩、生まれなかった子供たちの墓の中へおもちゃを持って降りて行き、一緒に遊ぶ夢を見ました。夫とセックスをする際には、必ずりんごの木のイメージが頭に浮かびました。たわわについた実が、たちまちのうちに、たくさんの小さな頭骸骨に変わるのです。まさに拷問でした。それでも希望を捨てず、努力を続けました。子供を一人授かるなら、私の命が二〇年短くなっても構いませんでした。

確かに、さらにその後も流産したのは（もう五回ありました）私の方に理由がありました。でも、大量の黄体・卵巣ホルモンを無益に投与した、治療した医師たちの責任です。輸血による肝炎のおまけつきで筋腫とのう腫[※7]の手術を何度も受け、二度は危なく死にかけたのが、私は医師ではありませんが、このようなホルモン漬けが招いた結果ではないと、誰が言い切れるでしょうか。おまけに、医師の横柄さ。私は正真正銘、彼らによる心理的テロの標的でした。医師のことをこんな風に話すのは不本意で、私には大きな愛情をこめて患者に接する医師の弟もいます。当時、弟はまだ若く、呼吸器の病気に専念していて、ほかの専門分野に従事する先輩たちの行為を全面的に信頼していました。しかし私は担当医からひと言の説明も受けたことがなかったので、悪性の病気ではないのかと疑いました。そのために、まだ三〇歳前で卵巣の片方を摘出され、もう片方も、そして子宮の一部もとなったのです。

結局、若い身空で子宮摘出と卵巣摘出。私は長いこと完全にうちのめされ、それが体のあらゆる面に現われました。著書『精神的エネルギーとプラス思考（*Energia mentale e pensiero positivo*）』（デメトラ出版社、一九九三）にも書きましたが、弟から「歩く病理学論文」と言われたものです。

子宮摘出をうけた女性は去勢されたと感じ、母親として終わりになったばかりでなく、性的能力も失ってしまったという恐怖を抱くものです。世界がくずれ落ちてくるのです。体つきから豊かさが消えてもう愛されないのではないかと心配します。感情的に不安定な状態です。医師の側からの説明と大きな心理的ケアが、ぜひとも必要です。ところが、私の場合は一様に（むろん例外は常にあり、そうした方々には許してくださるよう、彼らの話ではないと分かってくださるよう、お願いします）、医師からは力づけの言葉はおろか、ひと言の説明も、最低限の助けもありませんでした。心理療法士については、少なくとも当時は病院周辺には影すら存在しませんでした。自分のケースについてもっと詳しいことを知るには、アメリカに行くしかありませんでした。私はベテスダ国立健康研究所とジョージ・ワシントン大学病院に検査をうけに行き、両方で同じ答を得ました。今でもお名前を覚えていますが、タマーニャ教授に言われました。「心配いりません。あなたの筋腫と嚢腫は良性のものでした。子宮の一部が残されたことから分かります。」そして、こう付け加えたのです。「おそらく卵巣も救えたのでしょうが、きっと手っ取り早く根を絶ちたかったのでしょう。」

「なんて人たち」と、言いたいですね。「切らずにすんだかもしれない器官を何ひとつ救う努力をせず、三〇前の女からすべて切り取ってしまうなんて……」と。

心理療法の面では、ひとりで乗り切りました。アメリカ滞在中、フルブライト特別会員だった私は、抑うつ症患者に創造的イメージ療法を取り入れていた病院を見学しました。患者をリラックスした状態に置き、喜んで迎え入れてくれる家にいる、落ち着いて満ち足りた自分をイメージさせる、といったものです。こうした方法を通して、患者は自分に対する思い込みを徐々に改め、危機を乗り越えていました。

「私もやってみたら?」そう思いました。精神力学(dynamica mentale)の講座を体系的にまとめたマルチェッロ・ボナッツォーラという人を知ったのは幸運でした。こうした講座に通い、ここで使われている教授法が、自己イメージの強化にも、心理的肉体的によりよい状態でいるためのテクニックをつかむという点でも、非常に効果的であることに気づきました。(心理と肉体の二面がどれほど密接に結びついているかは、今では私たちのよく知るところです。子宮摘出となる子宮の疾患にしても、心理的ストレスを持つ人ほどかかりやすいことを否定できる人がいるでしょうか。)

精神力学の教授法を適用したお陰で、非常に力づけられたことから、私はマルチェッロ・ボナッツォーラと小さな有志グループと一緒にCrs-Idea(オルタナティブ教育力学研究所—調査研究センター)ヨーロッパ・アカデミーを創設することにし、現在では科学部長にサビーノ・サメレ・アックアヴィーヴァを迎えています。このアカデミーは、今では政府公認の法人で、さまざまなレベルと分野で、個人の力の回復、心と体のバランス、その方法の開発に携わることを目的としており、ここに通う人たちに、落ち着いた状態で目標を設定し、その目標を実際に達成したかのように頭のなかで思い描くことを教え、器官を失った者にはもっとよく機能したり、その代わりをしてくれる別の器官があるという、埋め合わせの法則が存在することを納得させ、とりわけ女性、そのなかでも子宮摘出をうけた女性や、精神的肉体的に何らかの形で暴力をうけた女性（残念ながら今ではもう問題にされません）に、もう一度、力と自尊心と希望を与えようとしています。私の体験から、この証言は子宮摘出をうけた女性たちへのメッセージで、ぜひともしめくくりたいと思います。「苦しみは通りすぎるままにしておきなさい。自分を幸せな未来に投げだしなさい。今、その場で、力いっぱい、創造的に生きなさい。自分のために何かしようと決めなさい。自分を愛することを学びなさい。体に気をつけなさい。あなたの人格を磨く講習会を何か選んで通いなさい。さまざまな分野であなたの創造性を表現するための講習会にも。私自身も自分をそうしむけました。創造性というのは、もしこの道がだめなら、あちらか、また別の道をとるということです。子宮摘出をしても、私は自分の性が脳、つまり心にあること、自分の創造的能力しだいだということを知っており、だから前以上に女として充実した生活を続けています。もし年金生活をしているなら、私は好きなこと、これまでできなかったことに、この世にあるかぎり打ち込みます。」

小学校長を退職してからは、私はほかのさまざまな活動に打ち込んできました。やっとのことで気が向けば絵を描くようにもなり、本を執筆し、教育心理学の仕事に携わり、オルタナティブ教育力学研究所を監督し、世界中で精神力学と創造性の講義をおこない、さらに、一週間かけて個人のあらゆる問題を浮かびあがらせる、別の種類の講座にも打ち込んでいます。そう、男性にはなんとも不名誉なことですが、こうした講座に出席する女性の少なくとも半数、時にはそれ以上が、暴力を、それも往々にして幼年時代にうけていることが、きまって表面に出てきます。

一生を人の、とりわけ女性の力になって過ごし、ますますわかってきたのは、いまだに世界各地で、女性が暴力と拷問の対象になっているということです（アフリカで一二年間、女性相手の学校を主宰し、私はいろいろな形の女への暴力を目にしました。陰部封鎖や性器切除などを考えると、今でもぞっとします）。

最後に、私の場合、半生を子供を持てずに泣いて過ごしたとすれば、今は何千という子供が世界中にいると言わなければなりません。肉体的な母親だけでなく、精神的な母親もあることを知りました。現在七二歳ですが、あらゆる面で三〇歳の女性のように暮らしています。幸せで、落ち着き、陽気で、自分とも他人とも世界全体とも平和を保ちつつ、その一方で不正と暴力への闘いを支援し続けています。子宮を摘出された女性たち、つらい目にあったのは、よく分かります。いつでも泣くのはおやめなさい。頭をあげ、もう一度、喜びをもって生きることを始めなさい。私はそうしました。あなた方もできるはずです。

ジュリアーナ・マレッツリァ（ローマ県モンテトロンド／家庭診療所心理療法士）

子宮摘出という経験が女性に与える心理学的影響

私の発言は次の五つの点からなる。まず、女性はいかにして手術をうけることに同意するようになるのか。および、これについての私自身の体験。次に、子宮摘出は、なぜ腎臓の片方を摘出することとは違うのか。続いて、子宮摘出の影響に関する研究の紹介。最後にこのテーマに関する私の心理療法士としての経験と判断は、こうした事件に直面せざるをえない女性たちに大いに役立つであろう。

子宮摘出手術は、医師たちにより、大いに邪魔物となった子宮から女性を解放する唯一の選択肢として提案される。肥大して筋腫ができた子宮は、膀胱を圧迫して排尿障害をひきおこし、もとどおりに小さくなることもなく、長期にわたる多量の月経で貧血と衰弱をもたらす。子宮は実質的には子供を産むためにのみ役立つ器官なのだという説明がくり返される。もし子供がいなければ、回復のためにあらゆることを試みる価値があるが、そうでないなら、ガンになる危険もあるので始末するに越したことはないのだと。取ってしまえば調子も良くなり、妊娠の恐れもなく自由に性を満喫できるというわけである。

社会生活においても足かせとなっていた体の不調から逃れるために、女性は手術を受け入れる。

ここで、心理学的見地から、子宮摘出をうけることは、なぜ他のいかなる手術をうけることとも異なるのかを検討しよう。

精神分析学によれば、自我の構造と個人のアイデンティティは、かなりの程度肉体的な感覚と知覚に基づいている。男性が自分の肉体を外在的に感じるのに対し、女性は、認識の対象であるだけでなく生命力にあふれ、空想的、象徴的で、人生の諸局面で肉体的な経験や構造を様々に織りなす「内部の空洞」をめぐってイメージを膨らませる。

この空洞はすぐに満杯になる。充溢と空白、融合と分離のダイナミズムは、初潮、月経のリズム、妊娠、閉経、そして性的関係といった、とくに女性の生物学的刻印を帯びた変化の様相として表れる。よって女性の心理は、セクシュアリティに結びついた生命プロセスが生じる体内空間をとらえて維持し、またそれを生みだす、生殖器内空間の認識により支配されている。女性のアイデンティティの特徴は、体内とその周期的言語のリズムを聴きとる能力であろう。妊娠の可能な年齢であれば、体内の生殖器空間の鼓動のリズムは、生命力を表す。だから、肉体の調和と均衡および周期性は、性的アイデンティティの基盤であり、このことは絶えずくり返して確認される。月経と妊娠は、それを組織し、安定させ、統合する意味をもっている。

したがって子宮摘出手術は、自らの女性的イメージの保証、生殖力、体のしくみの完全さという様々な象徴的機能の源であるひとつの器官を切除することで、女性に厳しい心理学的問題をつきつける。子宮摘出の経験によって肉体的イメージは貧弱になり、ダメージを受ける。成熟期に経験する出来事への影響を無視したために、体の状態やリズムは大きく乱される。月経の中断は、月経のもつ象徴的・情緒的な意味あいゆえに、激しい感情的反応をひきおこす。ドイッチによれば、若い少女のナルシスティックな自我は、月経を大人になるための喜ぶべき一歩として受けとめる。月経は妊娠と受胎の象徴と結びつき、女性らしさを形づくる要因として作用する。月経の痛みや特性、周期性、自らの体を定期的に気づかう習慣は、心的構造の安定と統合に貢献している。チェッカートによれば、子宮を摘出した女性に対するドゥリヒとビーバーの研究は、月経が、生命リズムの構成要素であるばかりか、その周期性ゆえに健康維持に不可欠とみなされ、浄化と排出という本質的機能として受けとめられていることを明らかにした（Genazzani e Facchinetti, 1988）。だからこそ、女性は、セクシュアリティの混乱、精神的抑うつのきっかけ、病の兆候、あるいはパートナーや家族との不和をもたらしかねない社会との新しい関わりの契機としてその手術を受けとめざるをえず、苦しむのである。※8

一九七四年、リチャーズは、無気力、頭痛、ほてり、めまい、心拍数の増加、性交疼痛、不眠症、その他の諸症状、性欲減退、精神的落ち込みといった肉体的・精神的症状を特徴とする「子宮摘出症候群」を提唱した。子宮摘出を受けた五六人の患者は、七〇％が手術後三年におよんでうつ状態を呈したのに対し、手術をしない経過観察中のグループでは、その割合が三〇％にとどまっていたという。肉体的症状の継続期間は、前者では一二カ月と九日であるのに対し、後者では四カ月と二日であった。ほてりは、卵巣摘出を受けた患者にも、卵巣を摘出されなかった三五人の患者にも見られたので、その原因は不明である。

ディナースタインらによる一九七七年の米国での研究は、性生活への影響に注目している（Amore et al., 1988）。子宮や卵巣を摘出された女性の三七％がセックスがうまくいかなくなったとし、ときには相手の男性も一緒にカップルで手術後症候群にかかってしまうという。つまり、男性の側も自分の伴侶が受けた器官の切除を受け入れにくいということである。

八〇年代にメディナとフォルレオが一〇九人の女性に対して行った研究（一九八〇）では、抑うつ反応のほか、手術前から見られた心身の不調の悪化（このことは、婦人病の症状には心身相関医学的な基盤をもつものがあることを裏づけている）が検証された。

しかし、経過観察中のグループに比べてとくにうつ状態の悪化は見られないという研究もある。ときには、手術後にはっきりと精神状態の改善が見られることもある。これは、子宮摘出前の体の不調が消失したためか、あるいは、精神力学的解釈によると、手術がいわば過去の罪を償う手段となり、「代償を払って安心した」ためである。

ボローニャ大学での研究（一九八八）は、臨床面接や検査を通じて手術前に評価を受けた二〇人の女性を対象にしたものだが、人格障害をもつ患者（ノイローゼや精神病的特徴の顕著な患者や、その境界的状態）に、より大きな精神病理反応が確認されることが明らかになった（Amore et al., 1988）。

よって、手術後の精神病理反応は、基本的には人格構造によって決定されるのかもしれない。乳房切除や子宮摘出をうけた女性に対するモデナ大学の社会心理学的研究（Rigatelli et al., 1988）は、何が手術に対する患者の反応を決定する変数となりうるかをよりよく定義している。それによると、重要なのは、民族や文化といった社会的文脈における属性的要因（宗教、教育、女性役割の重視）、個人的要因（過去の病歴、発病年齢とその性質、教養のレベル、人格のタイプ）、そして受け取る情報の差や家族構成、受けとる社会的サポートの形態などの外的要因である。年齢の低さ、社会的・文化的なレベルの低さ、安定した関係性の欠如など、いくつかの変数は、手術の結果に悪影響を与えると考えられている。

私が心理療法士としてこのテーマにかかわってきた二〇年の経験は、こうした研究によって明らかになったことと一致している。子宮摘出の経験後、すすんでカウンセリングをうける女性はごくわずかであり、多くは抑うつ状態、喪失したという空虚感、性交渉の再開や性的満足を得ることの困難さを嘆く。自分の体やセクシュアリティに満足していた女性たちは、以前の子宮は「弦楽器の共鳴胴」のようだったのに、その「激しさ」がなくなり、オーガズム体験が変化したという。

こうした側面は、米国での最近の研究によっても確認されている（The Hysterectomy Association, 1998）。それによると、オーガズムに関連するのはクリトリスだけではなく、子宮やその頸部は「オーガズムに関連する収縮性の筋肉からなる」とし、複数の女性が同じ感覚を共有していることが、それを示しているという。当然ながら、そうした器官の欠如は女性たちの表明した経験を根拠づけることだろう。

すでにマスターズとジョンソン（一九九一）は、性的緊張とオーガズムに子宮と子宮頸部が直接かかわっていることを明らかにしている。[※9] 性的に興奮すると子宮は骨盤のなかで上昇し、その上昇はプラトー段階に決定的に達したときに完了する。オーガズム段階の間、子宮は回復段階には消失する特有の収縮をともなってこれに加わる。子宮は大きくなることがあるが、この性的サイクルの間はしばしば肥大する。この反応は、臨床的には興奮段階とプラトー段階が長引いたときと、出産経験のある女性のときにより明瞭に表われる。

子宮頸部は、その開口部をひらくことで性的反応に関与し、このようにひらくことが女性のオーガズムの強さに直接比例しているようだ。このプロセスは、子宮が出産のトラウマを経験していない、出産経験のない女性によりはっきりしている。

いずれにせよ、オーガズムの強さに対する子宮と子宮頸部の関与は、目標をより絞った研究でさらに探求されるべきである。自分の性的能力に充分自信をもち、ピルの使用でそれを満喫していたが、不幸にも子宮摘出をうけることになった女性たちのグループは、研究対象として興味深い。オーガズム体験の変化が多くの事例で検証される可能性はきわめて高い。

我々のセンターでは、この数年、子宮摘出をうけた女性が喪失感を克服するのを支援するディスカッショングループが組織されている。しかし、その参加者たちはかなり以前に子宮摘出を経験しているので、その経験はもうのりこえられていて、彼女たちの大部分は、数回出席しただけで来なくなる。

地域の病院の協力で、ようやく退院直後の女性たちを呼び集めた（その病院では、一二の病床で年間六〇件の子宮摘出がおこなわれている）が、結果はトリノ大学の研究（Piccioni et al., 1988）

による検証を再確認した。つまり患者は、手術に関して肉体的なものだけでなく、あらゆる問題を否定する傾向にあり、支援グループを立ち上げるための話し合いにも参加しないのである。

結論として、私は、子宮摘出手術は感情的、情緒的に激しい経験であり、人生にとってきわめて重要な出来事であると考える。各人は、それぞれの資質に応じて、個別の仕方で、その人にとっては一度しかない経験である手術に反応する。

いずれにせよ、子宮摘出手術は女性にとって大きな喪失であり、彼女がこれまでの人生で学んだ喪失と変化の克服を象徴的に再現する。

とくに精神的に不安定な状態の女性に対する予防対策として、もし、子宮摘出がほんとうにとりうる唯一の道であるなら、個々の患者やカップルに対する心理療法など、手術前のサポートが必要である。

参考文献

Amore, M. et al. (1988) Reazione psicopatologica all'intervento di isterectomia, in Genazzani, A.R. e Facchinetti, F. (a cura di).

Deutsch, H. (1972) *Psicologia della donna*, Bollati Boringhieri, Torino.

Ferraro, F., Nunziante Cesaro, A. (1989) *Lo spazio cavo e il corpo saturato*, FrancoAngeli, Milano.

Genazzani, A.R. e Facchinetti, F. (a cura di) (1988) *Psicosomatica e psicoprofilassi in ostetricia e ginecologia*, Cic Edizioni internazionali, Modena.

Hunter, M. (1993) *La mia menopausa*, E.d.t. Torino.

Langer, M. (1981) *Maternità e sesso*, Loescher, Torino.

Masters, W.H. e Johnson, V.E. (1991) *L'atto sessuale nell'uomo e nella donna*, Feltrinelli, Milano.

Nenci, A.M. (1992) *Il corpo femminile in evoluzione*, Bollati Boringhieri, Torino.

Piccioni, V. *et al.* (1988) Valutazione dei risvolti psicosessuali dell'intervento di isterectomia, mediante test di Rorschach, in Genazzani A.R. e Facchinetti, F. (a cura di).

Rigatelli, M. *et al.* (1988) Mastectomia e isterectomia: sequele psicosociali, in Genazzani A.R. e Facchinetti, F. (a cura di).

The Histerectomy Association (1998, 15 aprile) *How hysterectomy affects women*, http://web.ukonline.co.uk/linda.newall/info/hyster/affect.htm.

エルミニア・マコラ（パドヴァ大学／政治学科スペイン語教官）

なぜ今の女性は、こんなに頻繁に生殖器の病気になるのか。そういう疑問に立って、私は子宮摘出の問題と取り組みたいと考えました。

この病気は私たちの文明に内在する居心地悪さの現われであり、氷山の一角ではないでしょうか。医者は居心地悪さのたねを取り除いて問題を解決し、その奥まで追及することはしません。そこから、あまりにも安易に行われている子宮摘出の現象を、現代のもうひとつの現象、少子化と関連させて分析したいと思います。

世代交代を保証するためには二・一の出生率が必要とされますが、統計によれば、イタリアもスペインも一・二しかありません。この文明では何かが滅びかけていて、それが懸念されます。この現象の社会学的解釈は省いて、その核心、現代の個人と科学技術の関係に迫るのは、この会議のテーマから外れるものではありません。

そこで見えてくるのは、科学技術が機械を使って、あらゆる人間の能力に取って代わりつつあることです。初めはそのなかでも肉体的な力に限られていましたが、やがてその後を継いだコンピューターにより知的能力にも及び、そのために昔の世代に比べると、私たちは大変な記憶力喪失を体験しており、さらに今や、生殖器まで取って代わられているのを、非常に当惑しながら、目にしています。人工授精、試験管ベビー、代理母……果ては人工子宮でしょうか。つまり自然の子宮はいずれ必要なくなるということで、となれば、どうしたものでしょう。すでに私たちはエコー検査で、この新しい現実の一端を体験しており、体内にあるものを外にさらけだし、スクリーンの映像として見ることができます。その結果、以前は神秘であり驚きの的、授かりものだったことが、今では女性と出産を預かる医師の間で、初めからわかっている、計画され、管理されたものとなっています。妊娠した女性が未来の母親である以上に女でもあると感じていた、性的欲求と子供を持つ願望との間の複雑な関係は、全くの枝葉末節のことになってしまったのです。女性が主役となっていたことすべてが消えるか変化しており、子供を産むことはますますテクノロジーが介入する問題となっています。

これだけ一般化してしまった子供を持たない風潮は、この問題への当面の答です。私はここから子宮の病気に近づけると感じており、この病気も複雑で説明し難い居心地悪さへの答と考えます。この双方から浮かびあがるのは、女であることと母親であることという、女性の本質的な二つのアイデンティティが結びつく条件の破壊です。

自分の願望と肉体の企業家となってしまった女性の主観的傾向。そして何でも生産しろ、生産を妨げる子供は少なくしろと命じる資本主義。さらに私たちが見いだす能力を越えた変化をけしかける科学技術。私はここに、こうした破壊の責任があると思います。

クリスティーナ・ズッペル（心理学者／パドヴァ）

クリスティーナ・ズッペルです。今日は私の親友ナディア・ベリーニの身におきたことを振り返りたいと思います。彼女は一九八六年、三四歳のときにアーゾロの病院で子宮摘出の手術をうけ、一九九二年一月にエイズによりパドヴァで亡くなりました。この病気こそ、受難そのもので、手術がもとの輸血により感染したのです。ナディアは意識の高い人で、女性の権利を守るために闘い、生きる意欲にあふれた女闘士でした。

今でも覚えていますが、ナディアが動転して私に電話してきたのは、三月のことでした。おなかがたまらなく痛く、生理の量が異常に多いから、病的な出血ではないかというのです。二人で婦人科に駆けつけ、子宮が通常の倍のサイズになっているのがわかりました。考えられるのは二つということでした。生理はあったものの妊娠三、四か月か、「何かもっと重大な事態」か。エコーを含む検査の結果、出た診断は多発性筋腫でした。[※10] 一五日から二〇日周期で襲う激痛にそれ以上耐えられないと考えたナディアが解決策を尋ねると、もちろん、方法はひとつしかないと言われました。全摘手術です。ナディアはすでにその数年前に卵巣のう腫で、片方の卵巣を取っていました。[※11] そのときの手術からきた癒着のために、膣から子宮を取ることはできず、いずれにしろ、残った卵巣もどんな状態がわからないから、手術の過程で卵巣切除もありうるということでした。

ナディアは情報を求め、おこり得る後遺症を知ろうとしました。アーゾロで彼女を手術することになった医師は、子宮を失い――彼女の場合はおそらくは卵巣も――もはや出産は不可能だろうという事実から来る心理的影響について話しています。ともあれ、ほかの道もあるとは指摘しませんでした。

ナディアは考え込みましたが、激痛がぶり返したことで、子供も子宮もなくても、自分の人生に立ち向かう強さを持とうと決心しました。しかし彼女には、子宮と卵巣を切除することによる肉体的影響の説明がありませんでした。つまり突然、強引に更年期に入ること、体にとって基本的なホルモンがなくなるため深刻なバランスの崩れがあること、さらに子宮摘出の場合だけでも、腸や膀胱のほうに問題がおきる可能性がありました。ナディアがこうしたことすべてを知っていれば、おそらくはためらい、あんなに急いで手術はうけなかったでしょう。何にもまして知らされていなかったのは、彼女が置かれた状況の重要な一面、つまりこの種の手術には輸血が必要になる場合もあるという点で、その当時、保健衛生省みずからがすべての病院責任者に公文書を送り、エイズ・ウィルスに汚染された血液がある可能性が高いことから、輸血の利用はやむをえないケースに限るよう勧告していたのです。

ナディアの場合はやむをえないケースではなく、手術後に貧血がひどかっただけで、その貧血も、のちに相談した専門の法医学者たちの意見では通常の鉄剤治療で克服できるものでした。

手術後、目を覚ましたナディアがまっ先に聞いたのは、「全部取ってしまったの?」でした。幸いこれは免れ、卵巣はそのまま残されていて、なんとか致命傷は免れたと彼女はほっとしていました。四月には退院しましたが、体調が悪く、痩せて、復調しませんでした。九月にさまざまな検査のあと、死の宣告。「奥さん、あなたの血清は陽性です」。そして始まったのが取り調べで、彼女の私生活や性習慣に関して意地の悪い質問をされ、夫の生活すべてを知っているわけではあるまいとほのめかされました。被害者から被疑者に一変したのです。あれから何年にもなりますが、おそらく今も同じではないでしょうか。エイズ患者は多くの人から、同性愛者か麻薬常習者のレッテルを貼られ、だから「異分子」であり、罪人で、見せしめの懲罰が相応とみなされていました。ナディアと夫は屈服せず、友人たちに話し、連帯を求め、孤立はしませんでした。自分たちだけでナディアの輸血に使われた血液袋をたどり、献血者が血清陽性だったこと、監督組織がそれを知りながら黙っていたことを突きとめました。なぜ知らせなかったのでしょう。病気をすぐに明らかにしなければ、夫まで感染した可能性があるのです。何か月も絶望にうちのめされた末に、ナディアは闘う決意をし、病院を告訴しました。形だけの正義はかちとりましたが、それは彼女の死後でした。すべては子宮筋腫のためで、今では広く認められていますが、これは破壊的な手術も、あまりにも多くの女性の生活の質を情け容赦なく無残に損なう後遺症もなしに、治療可能な病気でした。

R.B.（小児科医／五四歳）

私は一三年前に子宮摘出術をうけました。子供がありませんでしたし、医師として、この手術でこうむる痛手を承知していたため、避けようと手は尽くしました。子宮を残せるものなら、喜んで二度手術する危険も冒したでしょうが、かなわぬ相談で、筋腫に子宮内膜症を併発していました。こうして子宮も卵巣も摘出されました。

五日後には退院しましたが、いま思い出しても、術後の経過は最悪でした。私が味わったのは「喪」に等しい思いでした。悪性腫瘍ではなかったことと化学療法をしなくて済んだことを考えて、医師として嘆かないようつとめました。

本質的に欠落してしまったのは月経のリズムで、以前は不正出血で苦しんでいたとはいえ、大きな喪失感を味わいました。その対応策として、私は月経のリズムをつなぎとめるため、周期に相当する期間ごとに排卵症状を感じようとつとめて、これはうまくいったと言えます。考えてみると、これは月経をなくしたことへの埋め合わせのメカニズムになったわけで、医師として、子宮摘出をするはめになった女性にまっ先に勧めていいことだと確信しています。

ファンネンスチール法（横切り）で切開したにもかかわらず、手術の傷跡はとても受け入れられるものではなく、屈辱のように感じました。太ることへの恐怖からダイエットに躍起になり、以前より容姿に気を遣うようになったのも、それによって、自分の体にあったことの埋め合わせをしたい思いだったようです。

セックスはまるで治療で指示されているかのように再開しました。大きな変化があるはずだとはっきり意識し、まずは飛び越さなければならない壁と感じていたためです。子宮頸部と子宮の場所に傷跡があると考えることは、耐えられませんでした。その気があるような素振りで再開はしたものの、同時に夫の無意識の拒否を恐れていたのですが、幸いこれはありませんでした。それどころか、夫からは支えと理解を得られたこと、再開を非常に喜んでくれたことを言わなくてはなりません。もしそうでなかったら、彼が好きなようにふるまっても黙って見ていたでしょう。そういう状況をもっともだと認め、自分のことはきっと脇に置いていたはずだからです。

以前は重症の子宮内膜症でセックスに苦痛が伴いましたが、私はうまく切り抜けていました。行為中に苦痛はあっても、我慢できました。手術後に体験したことは、そんな以前の状態が懐かしくて泣きたくなるようなものでした。私が向き合うことになった新しい状態というのは、子宮もなく、血管も神経も切断された腹部を、反響しない空っぽの箱と同じに感じたことです。性生活の質的変化は間違いなく大きく、夫の助けでともかくも再開できたとはいえ、前とは異なり、いつも失ったものを意識しています。※12

仕事のため、この会議に出席できなかったので、この証言を送ることにしました。というのも、子宮摘出が性生活にもたらす被害という側面は、この手術を勧める婦人科医から患者に説明されることがないのが普通で、その結果、患者は後から、つらい不意打ちとして知る危険にさらされているためです。それよりも、ほかの人々と一緒になって重みのある主張を形成し、ほかに方法がない場合のみに、婦人科医がこの手術を勧めるようにさせるべきであり、また女性もそのような提案を受け入れる前に、つとめて慎重になり、可能なかぎり検討すべきです。

M.D.C.（教師／五五歳／パドヴァ）

以前の私は特別に婦人科の世話になる必要はありませんでした。頑健な体質のうえ、生活も極めて自然志向で、友人から勧められた医師をかかりつけの婦人科医に決めたのは、養成期間時代の彼が非常に勉強家で、新しい知識を取り入れていたと聞いたからでした。私の場合、万一の時には頼れる医師がいたことが、何よりもあだとなりました。もっとも、子供をもつかどうか決めておらず、避妊用ピルはずっと拒否し、ＩＵＤ（子宮内避妊具）もつけなかった（つけてもせいぜいペッサリーでした）ので、婦人科医との付き合いはかなり稀薄でした。

四八歳のとき、生理の量が非常に多くなり始めました。子宮後壁に三センチの粘膜下筋腫があると指摘され、何か月サイクルかで月一〇日間、プロゲステロンを主体にした通常のホルモン治療をうけたところ、五年後にはこれが四センチとなりました。五年目の終わりに、筋腫が大きくなったのは、――そのために出血もさらにひどくなり、ますます衰弱していたのですが――使用した薬物からも来ているに違いない、と医師に言われました。[※13] 筋腫がごくありふれた病気だということから考えて、逆効果が多かった以上、なぜ何かもっといい薬物に切り替えなかったのか、いまだに疑問に思います。筋腫の原因についても、禁忌ではない効果的な治療法に切り替えるという点でも、それ相応の熱意がなかった印象が残っています。いま思うと、結局、筋腫は子宮摘出の待合室にいるも同然と見なされて、すべてなるがままにされていたのではないでしょうか。ともあれ、私は最初から筋腫だけを摘出できないかと医師に尋ねていましたが、常に無理だと否定されました。こんな小さな筋腫が摘出できないとすれば、摘出できるのはどんなものだろう、と内心思っていました。彼の言うことを妙だとは感じたのですが、何年もかかっていた医師で信頼関係を築いていたために信じました。その頃、友人の親類がローマで、膣から取り出す新しい方法（当時はまだ子宮鏡下手術と呼ぶことも知りませんでした）により、外部を切開する必要もなく、私と同じ筋腫を完全に治癒させたということを知りました。[※14] 婦人科医にそのことを言ってみました。やはりノー、「私の場合」は絶対に無理だと繰り返します。実のところ、勝手に解決策を見つけたというのが、気にくわなかったのです。医師が無理だと言い張っている以上、知りもしない相手に電話をしても無駄だと思い、この話を確かめることもしませんでした。私の筋腫がどんなつき方をしているかは、どう見ても、私より医師の方が詳しいのですから。ともあれ、初めてこの話をしてから二年置いて、いろいろなサイクルで鉄剤の静脈注射もうけてはいたものの、出血過多から来る衰弱に耐えかねて、私はまたこの話を持ち出しました。もし本当に見込みがあるものなら、医師同士で了解し、連絡しあえるのではないかと思い、そのような手術を行っていた病院の名を伝え、医師の名も伝えました。返事は同じでした。子宮全摘に加え卵巣摘出をもちかけ、以前、折りを見て勧めたが、五年前にそうしていれば、月の障りも止めてやったのにとくり返すのです。この会話の時、私は五三歳で生理が飛んだことは一度もありませんでした。とすると、三センチの筋腫のために、四八歳で手術により閉経させられるところだったわけです。彼自身が五年以上も別の治療を行なうことに対して慎重であったことからしても、あの時点で卵巣も月の障りもなくし、閉経してしまうというのは、ちょっとムチャクチャだと思いました。ある年齢になれば当たり前のことのように、まるで欠陥のある自分の器官を後生大事にするより、代わりの新製品がいくらでも手に入る時代なのだから「もっと現実的」だとでも言うように、手術を勧めるのです。この態度はその後、ほかの医師の間でも見受けました。禁忌？　皆無です。常々よけいな取り越し苦労をないよう心がけていたため、この手術もほかの手術もまだ何も知りませんでしたが、心臓がヒヤリとするのを感じながら、私は思い切って、どんな手術にでも当てはまりそうな異議をおずおず唱えました。でも癒着の危険はありませんか。気候が変わると傷口が痛むことは？　彼は私を見つめ笑いながら「全くありませんよ」。私には体のどの器官もすべて大事に思えるという議論もしようとつとめました。さまざまな器官を流れるエネルギーを基礎とする漢方の例まで持ちだしました。どんな器官も大事でないはずはないのです。このときから、破れかぶれの抵抗が始まりました。私は子宮摘出をうけた女性たちと話し、情報を集めようとしました。わかったことはまだわずかでしたが、予想以上に後遺症が重く深刻だと感じました。彼は相変わらず私が間違っていると攻めたてようとしました。手術を承知しないのは、閉経することを受け入れられないためで、そこに私の問題があるのだと。私が間違っていると言わんがために、いろんな議論をひねり出したものです。私は手術を拒み続けていましたが、忘れられないのは、あるとき、三か月間「卵巣を休ませる」ことができる注射があると言い出したことです。今のところ高価だからやるだけのことはないと強調したうえで、彼は気乗りしなさそうにまたその話をしました。私にはこれもバカげて思えました。でも手術をするよりは……

ともあれ、それについての詳細は何も教えてくれませんでした。少しの間、卵巣を休ませるというのは魅力的でした。実はこの注射は脳下垂体と卵巣に作用する合成ホルモンの爆弾で、そのためにほかの医師は用心に用心を重ね、ごく例外的なケースに限って使っていたもので、私はそれを注射したあとで知ることになりました。※15 実際のところ、最初の注射をしてもらおうと約束の時間に行くと、注射器を手にした彼が、これで閉経に持ち込める、ある年齢にはよくそういう効果がある、と言い出したのです。はかりしれない暴力でした。私がよく考え納得できるよう、なぜ前もって言ってくれなかったのでしょう。ベッドから飛び降りるべきだったかもしれません。私はうろたえました。でも飛び出すのは見当違いだという気がして、私の生理はいつも規則的だから、そんなことにはなるまいと考えることにしました。筋腫の場合は三回が限度と指定されているのに、彼は五回の注射をしました。そして結果は彼の望みどおりでした。生理はなくなり、私は世の中から背骨を引きはがされたような気がしました。全くなじめず、精神的動揺はひどいものでした。まるで別人になった気分でした。もはや自分ではコントロール不能の状況にほうり込まれたのを感じました。これほど急激に月経が停止したら、その結果はどうなるのでしょう。何か月かして、エコー写真を持って、また彼の所に診察に行くはめになりました。病院でエコー検査をした際、私は担当女医に、何もかもを取らずに問題の筋腫だけ摘出できないか意見を聞きました。もちろんできますが、ただ、五回の注射のせいで硬化しており、骨粗鬆症も招いている可能性があるから、積極的に太陽に当たるように、ということでした。かかりつけの医師になぜ嘘をついたのか、言い分を聞くと、私には理解できるはずもないことを聞くというように、頭を振りました。埋め合わせに教えてくれたのが、膣から筋腫を摘出できる新しい装置がパドヴァに届いたが、「もちろん」、万一の場合は、子宮を取ってもいいという同意書にサインしないといけない、ということでした。それどころか、こういう新しい方法はひとつ間違うと、器官を摘出せざるをえないものだと念を押されました。外科医にあらゆる責任を免除してやり、自分の手で墓穴を掘るように言われているようなものです。また体の奥で寒気がしました。自分がひねくれと不信の塊のような気がしました。それでも、それは以前お話しした装置で、ローマで使われているものですね、と私は言いました。そうこうするうち、彼は同僚の外科医宛てに紹介状を書き始め、今でも保管していますが、それにこうあります。「……親愛なる……君の所へご婦人を送る……子宮摘出はうけたくないと言っている……」。明らかに、彼の目には依然として、これがいの一番の選択肢だったのです。誰のためだったのでしょう。私は答えました。「いいえ、先生。この際、ローマへ行きます」。本気で筋腫を取るつもりでした。というのも、強引すぎる閉経のせいではないかと思われた重い症状がもしそうだと判明すれば、おそらく一定期間は症状を和らげる治療をうけざるをえません。筋腫があるままでは、また出血過多を招きかねませんでした。

幸運なことに、私はサン・カルロ・ディ・ナンシー病院で子宮鏡による核出術をうけ、そこの医師たちが患者を非常に尊重し親切に扱っているのにも接しました。唯一当惑したエピソードと言えば、手術の二日前の夜、腹部がひどく膨らみ、激痛ではありませんが、痛んだことです。理由が分かりませんでした。虫垂炎かそれともひょっとして……病院の食事？　手術がさし迫り不安だったので、診察してもらおうと、昼間、医師を捜しました。ここ数か月、時々おなかが少し膨らんではいましたが、これほどではなく痛みもなかったと、おずおず訴えました。「私の見るところでは、おなかの老化ですね」という診断でした。「ともかく少ししたら見に行きますから、部屋へ行っていてください」「老化ではなく、病院の食事だと思うのですが」彼が来ました。虫垂炎は否定しましたが、科の責任者がいた手前、さすがにあのサディスティックな科学的仮説は口にしませんでした。昼食と夕食で危なそうな皿を避けたところ、それで治まりました。どこの池にも醜いアヒルの子はいるものですが、この医者が白鳥になることはないでしょう。

数か月ほどして、やはり、薬で閉経した結果、一連の非常に重い後遺症が出てきました。六か月間、代わりの治療をうけましたが、もはや手遅れでその薬では治せないことが分かりました。私はやめました。どんな薬にも医者にもすがるつもりはありません。避妊用ピルを無理に取ることもせず守ってきた私の体が、うけた暴力からの出口をひとりで探すでしょう。住んでいる町で、私はほかにも暴力を体験しました。病院で術後の検査をうけた際、私の年齢では、子宮鏡下手術でなく子宮全摘出をするのも悪くない、と医師に言われたのです。まるで残念だと言わんばかりでした。手術をしそこなったというわけです。看護婦だか看護婦見習いの三人もその場に居あわせました。私の返事が彼女たちの教育になればよいと思っています。

追加。上のことがあって間もなく、両脚が重いのと座った姿勢でいるのに困難を覚え、血管の検査に行きました。ドップラー検査[※16]をした医師は、両脚とも伏在静脈[※17]を切除する必要があると宣告しました。私は反論しました。「でも今は、ほかの手術をする場合でも、なるべく残そうとするのではありませんか。心臓か何かの手術をするときには、必ず大事なものになるはずです。」「病んでいれば、今もこの先も何の役にも立ちませんよ」というのが、彼の答でした。私は半信半疑で脚を見つめました。見た目には、そんなに悪いとは思えませんでした。でもきっとドップラーには異常が出ているのでしょう。私は非常に評判のいい血管外科の所へ行くことにしました。彼の診断では、脚は大丈夫、何も必要ないし、静脈瘤[※18]もないということでした。血液の循環をよくするため、指定のクリームを使って、定期的に足首をマッサージするのを覚えてもいいし、重い感じが続くようなら、注射をうけてもいい。処方はしてくれましたが、大幅に私の任意に任されました。あの不快な症状には、おそらくそれなりの理由があり、たぶん、その前の手術から来ていたのだと思います。注射もしませんでしたが、いつのまにか消えました。以来、私の両脚はいいものを求め、悪いものの化けの皮を剥がしながら、静かに世の中を歩んでいます。

A. D.（五七歳／主婦／パドヴァ）

私は一九九二年に掻爬[※19]をうけており、病院を出る際に渡された書類によると、これは子宮腔の精密検査のためで、このとき採った子宮内膜の断片から子宮内膜異常増殖症[※20]がわかりました。そのため二年間ホルモン治療を受けましたが、はかばかしい効果がなく、出血が多くなって一九九四年に入院しました。

医師は子宮と卵巣の摘出を選びましたが、この手術の後遺症について何らかの説明を受けた記憶はなく、ただ短期間「軽い休息」が必要だと指摘されただけでした。一〇日ほどすれば退院できるはずでした。

ところが手術で合併症を起こしました。八日ほどして、熱が出ました。どんな合併症だったのか、正確なことはわかりませんでした。結果的に一七日の入院となりました。退院前になって初めて、室長から少なくとも一か月は安静にするようにと言われました。なぜ前もってそういう話をして、その間手伝いをしてくれるほかの女性がいるものなら手配できるようにしてくれなかったのでしょう。

私には、私を待っている娘二人と夫という家族がいましたし、面倒を見る家も、いつも手伝っていた夫の仕事もありました。それ相応の手筈も整えていなかったし、簡単に見つかるものでもないのに、安静にし、ショッピング・バッグも手にするなと言うのです。それも私に言わせれば、合併症なしの手術でも実際には二カ月、合併症が出たとなればもっとずっと長期間のことなのです。

　女に前もって知らせようと考えないのも、いつ何どきでも簡単に解決策があるものだと当てにするのも、お話になりません。

　いくら医者から膀胱や胃の脱垂だの腸の合併症だのの危険があるからと釘をさされても、現実には必要な期間、完全に安静を守るなどほとんど不可能でした。それにそんな危険があるなど、前には全く聞かされていませんでした。

　手術後二、三カ月は軽い静脈炎を患いました。四年たった今でも、手術の後遺症に悩んでおり、夫にはいい関係を当てにできるのですが、セックスの面で問題を抱えています。いまだに行為中に痛みを感じ、これが手術自体によるものか、手術の合併症（たぶん膣円蓋[※21]と腸管の癒着？）によるものかわかりません。

　ほかの深刻な後遺症は、回復に何年もかかったことからきています。最初の年は手術したことでつくづく悩みましたが、その後ももう以前の体調には戻りませんでした。無性に疲れて、家事も夫の仕事の手伝いもこなすのが難しい状態でした。とてもつらかったのは、二番目の娘を育てるのに、こうしたいと思っても、なかなかその元気が出なかったことです。精神的にも、随分長いことかかって、やっとある程度のバランスを取り戻すことができたと言えます。途方に暮れて悩みましたが、なんとかそれを自分のなかに押さえつけて、家庭の落ち着きを保ち、家族への務めを果たそうとつとめました。ともあれ、昔の元気は二度と戻らず、実際、すぐに疲れてしまいます。[※22]

私の病歴をもとにして、さらにこの手術が長期にわたってどれだけの予測できない、また予測しうる影響をもたらすかを身をもって体験したことで、いま考えると不思議なのは、これが生殖器の病気に対するごく当たり前の解決策として、いとも頻繁に女性に持ち出されていることです。おそらく私の場合は、ほかに方法がなかったのでしょう。それにしても手術の重要な側面の多くを前もって教えてもらえず、後になって、手痛い不意打ちとして直面するはめになりました。しかし、この会議でも実例を知りましたが、多くの場合はおそらくはほかにも道があります。とするとこの手術が招くありとあらゆる重い後遺症や危険を、真の必要もないのに婦人科医が女性に負うようにしむけるのは、私に言わせると、まさに無責任な態度です。付け加えると、私の母も五七歳で閉経しました。おそらくこれはそうまれなことではないでしょう。

G. T.（五二歳／大学生／ヴェネツィア県）

小さい頃からずっと、私は本を読んだり勉強したりするのが大好きでしたが、女の子でいずれ結婚するのだから勉強が何の役に立つかと、家族はあまり理解がありませんでした。経済的事情で通学に不便な土地へ家族ぐるみで続けざまに転勤したため、私の向学心はことごとく切り捨てられ、両親はこんな事情ではやむをえないとしていました。自分が男でないという事実にまつわる世間一般の偏見から私自身が抜け出せなかったこともあって、幻滅はひどいものでした。以来、さまざまな面に現れるこうした間違った考え方に非常に敏感になり、これがどれほど私たちの日常生活に根づいているかという、その後の私のものの見方を養うきっかけとなりました。

こうして成人し、結婚し母親ともなって、しっかりした絆を持ちながらも完全に自主的な意志決定ができるようになったところで、いよいよ昔から望んでいたことをする時期が来たこと、達成するのはひとえに私と私の統率力しだいだと直感しました。そこで大変な熱意でゼロとは言えない反対を押し切って、さまざまなコースをもつ夜間学校課程を始め、そのひとつひとつが（二人の娘の母親でありながら）大学へ通うという、現在、私が到達したゴールへ近づけてくれたのです。このようななかで、あらゆる面での女性問題に強い関心があったことから、「子宮摘出」に関する会議に大層興味をもって通い、発言者が多くて期間中は思うほど発言できなかったので、これも役に立つかと考えて、早速、投稿した次第です。

子宮摘出をめぐる議論の一助となればいいのですが、この手術をうける可能性に関して、私が気づいたことは、さまざまな友人知人の態度でした。何よりもまず彼女たちの経験では、子宮の病気の初期兆候が表れた時点で、医師は何らかの応急処置をもちかけながら、その実、最初からいずれは全摘手術を考える必要があると説得しています。こういうかたちで、女はこの手術が避けられないという気持ちを持たされ、年をとれば女の生殖器は取り除くしかないほど病むものなのだという見くびりに負けることになります。

この選択の後押しをするため、医師がよく強調するのが、閉経が近くなれば、子宮も卵巣ももう何ら機能はせず、すでに望む数の子供を得たのであれば、この器官はもう役に立たないということです。とりわけこの後者の理屈は、私が確かめたかぎりでは、四〇代前後の若い女性までもが、もっともな選択と考えるようしむけてしまいます。しかし、私の考えでは、閉経に「近い」ことを根拠にした理屈も、本当のところ、現実に迎える時期と比べると、はるかに早い手術に結びつきかねません。

この思い切った解決策をという医師の最初からの誘導は、女性の益になるものではなく、実際は女性らしさにとって欠かせない器官を損なうことになると考えます。さらに、こうした器官は、専ら生殖のためのものと考えてはならず、女性の体にとっては、全体のための一部であり、全体の一部ではないと見るべきです。

現に、子宮または卵巣、あるいはその両方を失った女性は、さまざまな影響をこうむります。その第一が肉体的精神的なもので、健康と家庭内での魅力、つまりパートナーとの性的関係を蝕みます。それだけでなく職場でも、そのような状況の体験者の話によると、「イメージ」が損なわれ、ほかの女性からライバルとして尊重されなくなります。あげくは、このような影響が、その女性が組み込まれている社会関係の領域全体に及ぶのです。

男性の論理によれば、女性の値打ちは美しさ・若さと潜在的な生殖機能にあります。ひとたび、（年で）片方か（手術の説得で）もう一方あるいは両方の美点を失えば、この論理によれば、そのような女性はもはや実質的な値打ちを持たないことになります。ですから、私個人としては、この医学的慣行は一種のペテンであり女性であることを去勢するものだと見ています。現代社会でもいまだに女性に残っている、公然としたものではないが実質的な唯一の力――女らしさ――をほとんど無意識のうちに否定し、剥奪するものです。

現に、女性の社会史でかつて何度となくあったのと同じように、今日でも、女性はしばしば自分の肉体を不当に取り上げられるはめにあっていると思います。それどころか、子宮摘出の場合、医師は上に述べたようなアプローチをすることで、患者が抱いている信頼を裏切り、女性の肉体に男性支配の暴力行為を働いているのです。

間近に迫った二〇〇〇年に、盛んに議論され、また紙に書かれたもっぱら表向きの言葉以上に、男女が実際に平等になるとは思えません。この問題についてはこれ以上触れなくても、上級機関に女性がいないことを指摘するだけで足ります。ただ、男女の権利の平等という観点からのみ平等を考えるのは、偏狭でしょう。というのも、双方が、いや何よりもまず女性が、もって生まれた差異を存分に、自分の思うように生かして暮らせるようにすることが必要だからです。

その差異には、個人とその人格のあらゆる面が含まれ、各人の財産というだけでなく、社会的財産として、保護すべきものとされなければなりません。そして、財産・価値を擁護するために設置されたあらゆる機関とそれを動かす人々は、どのような市民の基本的権利も守るべきであり、従ってまっ先に医師が、人間の健康にかかわる道具は何であれ、守らなければならないはずです。

女性と婦人科医の関係についてさらに触れるには、娘二人をどんな風に出産したかという話が役に立つかと思います。

医学的情報という観点からすると、最初の妊娠と出産で私が確信をもてたのはたったひとつだったことを思い出します。いつ何があるか全くわからなかったことです。出産からして生理の周期が不規則だったことから、当時（六〇年代）の産婦人科医も医師も村の助産婦も正確な出産予定日を教えられずにいた、と言うしかありません。

おまけに当時の権威者だった産婦人科医は、私がすでに妊娠していたのに（このときは検査の結果待ちでまだ知らなかったのですが）、子供をもつには「それなりの治療をし、辛抱強くする」ことが大事だと断言したものです。

長女を出産した夜には、急に最初の陣痛がきたことから、いよいよ分娩かと村の助産婦に聞くと、まだ出産まで三、四日ありますから落ち着きなさいと言われました。

女の決断力を働かせて入った病院については、衛生的観点から何ともぞっとした面はさておいて、分娩に付き添ってくれた助産婦の人のいい、がさつさを思い出します。熟練していても、自分の仕事に対して人間らしい熱意を失わずにいる女性でした。

それに比べて強烈で忘れられないのは、分娩後、麻酔なしで縫合を始めた気難しい医師のことで、私が理性を働かせ、なんとか動くまいと必死の努力をしているのに、縫合しているのだからじっとしていろと命じたのです。私は布地でなく生身の人間で、これでも精一杯動くまいとしていると返事しました。それにしても今もって納得いかないのは、どんな虫歯でも歯科医は必ず麻酔を使うのに、分娩後に局部麻酔もせず縫合して、新たにいわれのない苦痛を与えるなど、なぜあんなサディスティックなことをしたのかという点です。

八年後の次女の出産は、前のときよりはるかに陣痛がひどく、医師の診察が乱暴でタイミングが悪かったため、余計な苦痛をひきおこしてしまったことを、はっきり覚えています。せめて数秒だけ待ってくれと頼んだのに、激しい陣痛のまっ最中に診察にかかったのです。

事情が幸いして、分娩時には、病院のスタッフは全員、緊急手術で手術室のほうにかかりきりとなり、私は陣痛も分娩も、八年前と同じ助産婦一人に面倒を見てもらうことになりました。幸いというのは、前回と同様にやはり麻酔なしでしたが、縫合もその助産婦がやってくれたのです。そしてここでも疑問を持つのですが、医師よりは人間的であるにせよ、なぜ助産婦が麻酔をしてくれる人を呼ばず、「気の毒だけどとても痛いことをするから我慢するのよ」などと私に注意をしたのでしょうか。女はいわれない苦しみを味わうしかないほど、見くびられているのでしょうか。

この出産の仕上げは、ちょうどストが終わったばかりで不便な目にあったことでした。産科病棟の代わりに婦人科病棟に入れられ、その結果、授乳期間には違った睡眠のリズムが必要だというのに、患者の家族が見舞いに来ては夜一〇時すぎまで粘り、（産科でなく婦人科なので認められてはいましたが）こうした人々が病室で喫煙したりしていたのです。

このとき、心に刻みつけられたのは、分娩の痛みも、その後に何日も続く痛みも、和らげようという申出が皆無だったことです。第二子の産褥期間の痛みは、第一子よりずっと激しいものだということを、私はこの入院中に、自腹を切って知りました。

第三ミレニアムの入り口に立ったいま、出産がいまだに大変な苦痛をともなうだけでなく、全くの無関心とあきらめのなかに置かれているという事実は、女として受け入れがたい、野蛮なことだと考えます。

事実、赤ん坊の誕生という嬉しい出来事が持つ明るい面以上に、残るのは人間としての孤独の意識で、人生にとっても、一員となっている社会にとっても非常に大切な瞬間に、家族がそばにいるいないにかかわりなく、女性はこれに直面するのです。

客観的に分析して、私の出産入院は、ほかの場合の入院に比べて人間的観点から完全に最悪だったと思います。事実、ほかの場合なら、批判の余地はあるとしても、あれほどの屈辱感と人としての尊厳を大きく傷つけられた思いで退院することはなかったでしょう。私の出産入院中の出来事はいかにもそうした面が特徴的に表れ、もう二度と「あの連中が爪を立てるなかで」出産はするまいと決心したほどです。

一般に、入院すると、その人は「依存する人員」と見なされ、守らなければならない個性を持った人ではなくなります。それが何より端的に表れるのが出産時で、女性は生理的にひどく弱くなっており、「汝、女は苦しみのうちに子を産む」と聖書にその起源をもつ、避けられない苦痛をこらえる覚悟で（かねてから準備して）いるのです。

このことは、私たちの文明社会というものを、そしてその人がいる社会のどの場所にも常に何かしら行動の「おきて」があり、ときには不文律であっても、必ず守らなければならないということを深く考えさせます。例えば工場やオフィスのような場でも、学校の教室、劇場、客間でもそうで、あらゆる場所がその存在と性格を示さんがために、多かれ少なかれ厳しい規律を必要としています。というわけで、病院でも患者全般、特に産婦には暗黙の了解ある態度を要求しているのです。そうした規律によれば、あまり泣きごとを言わず、あるいは全くストイックに苦痛に耐える産婦は、反対に苦痛に完全に負けてしまう産婦に比べて、高い評価と敬意を受けるのがふさわしいことになります。

この「おきて」に合わせ、威厳をかちとるには、患者はめざましい努力と義務を負わされることになり、その見返りはあとになって、入院中のその人の評価という点で、それだけのものを得たことを自己「満足」できるだけです。だからこそ医師は分娩直後の患者を麻酔もせず縫合しながら、手術しやすいようじっとしていないと叱りつけ、出産の「戦場」で立てた功績をも奪い、患者をおとしめ、倫理的にはこのような職業が必要とする複雑な役割には適さない、乱暴でサディスティックな男の見せかけのプロ気質に従属させるのです。

そこで、私の体験から見るかぎり、産婦人科は女に復讐するチャンスとして、男性医師に利用されているという結論を出すことができます。そうでなければ、彼らの態度は必ずやもっと違っているはずです。

アンナ・アルヴァーティ（年金生活者／五八歳／元パドヴァ市民病院ソーシャル・ワーカー）

三八歳の時にはサクランボほどの小さな筋腫が、三九歳にはクルミほどに、そして毎年検診のたびに幾何学的に成長し、ついにはグレープフルーツの大きさになった。「いずれ閉経すれば、おそらく縮小するでしょうが、不正出血が起きた場合は、子宮を摘出することにしましょう。」「卵巣は？」「それは残しましょう。」四七歳の時に不正出血があった。「取りましょう。」「分かりました。」

入院の際、サインを求められた。「子宮と卵巣の摘出に同意します。」異議を申し立てた。「いいえ、重大な異常が見つからないかぎり、卵巣はよしてください。」書類には、そう正確に書いた。若い女医のヒステリー発作にもかかわらず、断固譲らなかった。

手術準備室。サクランボ時代からグレープフルーツ時代までを見てきた担当外科医が来て、すでに半分、管をつけられていた私に言った。「卵巣も取らないといけません。病院が決定した治療計画書にそうなっているんです。卵巣ガンの危険があるから、そのほうがいいでしょう。統計によれば……」この時点で、この状態では、逆らう余地はなかった。

今では科学的レベルで随分検討を重ねたすえと承知しているものの、当時はどんな根拠でと不審に思ったこの決定により、よくなるという見込みのもとに、八歳分の若さと明らかに体のバランスが奪い取られたのだった。実のところ、私の母は五五歳で閉経になり、姉もそうだった。本来なら、おそらく私もそうなった可能性が高い。

一年後、通常の二四％という骨粗鬆症とほてり、不眠症のために（夜でも一時間に四、五回というほてりでやむをえず！）ホルモン投与を求めた。病院で働いていたことから、私は簡単に臨床実験の状況を閲覧できる立場にあり、手術による閉経後のホルモン投与の治療計画書を確認することができた。彼らの再度の実験にふさわしい病歴かどうか決定するためには、一六種類の実験室の分析だけでは足りず、同時に医師の診察をうけ、二カ月はどこまでも意志強固でなくてはならなかった。とてもそんな勇気はないと判断した。現在、私は五八歳。ホルモンが原因のイライラがあり、骨粗鬆症、骨の痛みははなはだしく、時どき軽い尿失禁、そして手術前にはなかった便秘もするようになった。子宮も卵巣もなく、よく思い浮かべるのは、乳房切除手術をうけて退院した直後の母の言葉だ。片方の乳房をそっくり摘出する前、外科医は一滴の麻酔もなしで切開してから、組織検査のために悪性のしこりを強引に引きはがしたのである。母はあのすさまじい痛みの感覚は忘れられるものではないと語り、私にこう言った。「また気力を取り戻し、以前のようになれるものかどうか。胸が片方ないからじゃないの。何もかもあまりの暴力だったからよ！」家に戻った母は、その後にも暴力が続くのを知ることになった。家族かかりつけの医師が、母を診察に来て評したのだ。「エリア（夫の名）が気の毒だな。おっぱいひとつでどうするんだ。」

それまでいつも岩のように揺るぎない強さを持っていた母であったが、この手術の暴力には打ち勝つことができなかった。

私も母と同じで、もう前と同じ気分にはなれない。

そしてもしもと考えてしまう……　もしこの治療がこんなに暴力的でなかったら……　もしあの医師たちが組織やキャリアでなく人に奉仕していたら……　もし私の仕事が彼らと対決するだけの力を持つものだったら、いや、まさかだ、組織のなかの補助的サービスの仕事などろくに問題にならない……　おそらく私はまだ子宮も卵巣も失わずにいただろう。そしてほかの女性はどれだけが？

この機会に、広く求められている、つまり多くの患者の側から指摘されている必要な事柄を示しておきたい。手術前に「何をされるか」を知るために、書かれた文書を渡してもらうだけでなく（この要求はいわゆる「インフォームドコンセント」という形で、ほんの部分的にしか解決されておらず、周知のように医師たちにはこれが法的に守ってくれるいい道具となって、患者とかえって少ししか話さないことを正当化してもらえると感じている）退院の際にも、手術自体から来る確実な、もしくは予想される後遺症及び必要に対して利用できる手段、公立・民間のサービスを記した完璧な情報を渡してほしい。

ジーナ・ピッチン・ドゥーゴ（詩人）

希望の裂傷

私、母性のもつ魔力と優しさで
愛を川とも注いだものを
拒絶の暴力の餌食となった。
もはや私の若い木は
無情のはさみに刈りとられ
決して花をつけることはない。
もはや私の深い井戸から
決して命の水を汲むことはない。
肉は切り裂かれて叫び
待つことを奪われた心はくじけ

空っぽの手は痙攣して握りしめた
希望を粉々にうち砕くまで。
傷口を包んでくれる
よその母親の子どもの微笑
しかし苦い　私の慰め。
二人きりの孤独な小道には
勇気の行程がある。そして苦しいのは
共通の十字架を抱いたこと。
私たちは取り戻した
私と生まれなかった子どもたちの父親とで
忘れていた音楽を。
歌は新しかった。
でも声の調べは積もった悲しみで
低く静かだった。

そして私たちの小さなコンサートには常に欠けている
ボーイソプラノのコーラスが。

会議参加のしるしに作者から送られてきた詩で、一九八四年、レベッラート出版社より発行された同作者の詩集『幼年時代を返して』（*Ridatemi l'infanzia*）所収。

ピエラ（五九歳／主婦／パドヴァ／病院の証明書と診断書のコピーを提供）

四七歳の時、子宮筋腫を指摘され、特に気になる支障はありませんでしたが、婦人科医に私の年ならもう子宮は役に立たないのだから、なるべく早く取るべきだと言われました。生殖器がそれほど無駄なものだというのにどうも納得がいかず、そのまま何年か放っておきました。検診のつど特に問題はなかったのですが、「手遅れになる前に」と決意を促されました。しかし実際には「悪性の」ものでも、どんな意味でも重大なものではなかったのです。恥骨の線に沿って、見えないぐらい、小さく水平に切るのだと説明されるに至り、ついに私も手術をうける決心をして、現在住んでいる町の公立病院でこれが実行されました。目覚めたとき私が見つけたのは、臍から恥骨までの身の毛のよだつ垂直な傷跡で、縫合の手際が悪く、腹部を醜くしていました。この時から夫はもう二度と私と性的関係を持とうとせず、私がうけた損傷のショックにうち勝つことができず、離れて行きました。こうして、ほんの一瞬のうちに、私は生殖器を失い、体は醜悪になり、精神的にうちのめされ、夫もない身となったのです。あの手術が、傷跡となってはっきり残ったせいで、その後、ほかの男性との関係も築けずにいます。時には、整形外科に頼ろうかと考えたこともありますが、それだけのお金もないし、また新たな危険や苦しみを加えるのではないかと怖くて、いまだに独りでいます。

ロレダーナ・カッレガーロ（五〇歳／主婦／パドヴァ）

一九年前に私は手術によって閉経しました。一九七〇年、二二歳のとき、右の卵巣にできたのう腫の破裂による激痛でパドヴァ県の病院に入院し、緊急手術となりました。[※23]確かにこの場合、手術は急を要し、卵巣を救うことは不可能でした。三二歳のとき、左の卵巣にまたものう腫ができました。前のときほど激しくはありませんでしたが、痛みのために検査入院しました。手術と決まり、残る卵巣も摘出されました。前回との違いは、卵巣の全摘は必要なかったことで、その後、意見を聞いた医師はことごとく、私が被ったひどい後遺症から、この手術を「狂気の沙汰」だったと判断しています。ここ何年と私は自分の肉体的精神的状態に非常に苦しんできました。ともあれ、二度目の手術後七年間通った婦人科医は、かなり腕もよく親切だという評判でしたが、何らかのホルモン代替療法を処方してくれることはなく、私がのぼせの脅迫観念にとらわれていると言って、精神的不安や抑うつ状態にはお手上げでした。

結局のところ、彼は私の話を信じていなかったか聞き流していたかで、こうした問題解決の役目を単なる心もちの問題であるかのように私につき返していました。また執刀した外科医からは、小バカにしたように、今さらどうしたいのか、もう更年期になったことを理解すべきだと言われただけです。結婚し息子も一人いる身でしたが、膣の乾燥に加えて細菌感染や潰瘍化がしょっちゅうで、性生活を続けるのが非常に困難でした。[※24] このために結婚生活は惨澹たるものになりました。七年後、重い骨粗鬆症となり、カルシウムの三二%が欠乏していましたが、婦人科医はこの欠乏を予防する処方をすることもなく、相変わらず避妊用ピルをよこしていました。二度目の手術から八年目には私はもう歩くこともできませんでした。この時点で婦人科医ではなく、私のケースに親身になって治療に当たってくれる医師に出会いました。婦人科医とはもう二度とかかわりたくありません。あの人たちは何も知らないというのが、私の体験で得たことです。現在はパドヴァ更年期センターと連絡を取っており、体調は良好です。私の体にもこのひどい物語の証拠が、下手くそに縫合された長い傷跡となって腹部を横切って刻みつけられています。海に行くと、どれだけの女性が私のように体の醜さをせめても覆い隠し、虐待の跡を見られまいとして、いやおうなしにワンピースを選んでいるのかと考えてしまいます。

［訳注］

1 数多くの筋腫が存在する場合、核出術も可能であるが、再発する場合もある（第3章訳注11）。

2 卵巣の両側に小さな嚢胞が多発する、卵巣のう腫（本章訳注7）の一種。無排卵になることがあり、しばしば不妊の原因となる（佐々木医師談）。

3 脈拍数が低下すること。

4 一九七八年に制定された国民保険サービス法は、全国民に等しく健康を保障するという理念のもとで、全国計画にしたがって地域で保健医療サービスを提供する地域保健機構（ＵＳＬ）を新設した。ＵＳＬは、直営のまたは契約した外部の医療施設によりサービスを提供し、住民は家庭医の処方を通じてこれらの医療施設で受診する。住民は、ＵＳＬと契約した地域の家庭医を選択してあらかじめ登録するシステムになっており、家庭医は、簡単な診療や検査、薬の処方もおこなう（一番ヶ瀬康子ほか『世界の社会福祉五／フランス、イタリア』旬報社、一九九九年、三九七—三九九頁）。

5　出産における帝王切開の割合は、たとえばブラジルでは九〇％にものぼる（佐々木医師談）。米国では二〇・八％（一九九七年、商務省センサス局）、イタリアでは二七・九％（一九九六年、政府中央統計局）、日本では一三％（平成一一年度版『母子保健の主なる統計』厚生省）である。

6　妊娠の際、母胎と胎児の血液型の不適合により、胎児・新生児の障害や流産・死産をひきおこすことがある。**Rh-**の母が**Rh+**の子を妊娠した場合、母の血液には子の血液に対する抗体が形成され、その作用によってその後は妊娠を継続できなくなる。

しかし、現在では、出産後七二時間以内の血清注射によって母の体内での抗体形成を阻止できることが明らかになっており、血清をうちさえすれば、血液型不適合妊娠であってもその後の出産は可能である。本文中の女性は、おそらく最初の妊娠では他の理由で流産したのだが、血液型不適合妊娠であったことに気づかず、抗体予防の血清を注射しなかったために、流産をくり返すことになってしまったのだろう（佐々木医師談）。

7　卵巣にできる腫瘍は、液体を含んでのう胞を形成するのう種と、組織が増殖して固いコブ状になった充実性腫瘍の二つに大別される。悪性のものが多い充実性腫瘍に対し、のう腫はほとんどが良性だが、大きなものや悪性の疑いがあるものには腫瘍核出術や卵巣摘出術をおこなう。

卵巣のう腫の代表的なものに、子宮内膜症（第５章訳注13）の一種である卵巣チョコレートのう腫がある。これは、子宮内膜の性質を備えた組織が卵巣に飛び火して月経のたびに増殖と剥離をくり返し、濃い茶色の液体（血液）を含むのう胞となったもので、強い月経困難症や不妊の原因となる。

8　子宮摘出の心理的影響は、手術そのものの妥当性や成否、術後の経過や合併症・後遺症の有無、手術前の症状の重さ、事前のインフォームドコンセントのあり方、パートナーや周囲の人々の理解などの様々な要因に応じて異なる。たとえば、無症状の拳大の筋腫がたまたまガン検診で発見され、十分な説明もないまま手術をうけ、事後の経過もよくない場合は摘出を悔やみ、心理的にも相当に不安定になるだろう。逆に、出血などの症状が非常に重く、それに長年苦しんできた人が熟慮の末に摘出をおこない、とくに後遺症もないなら、つらい症状がなくなったことの満足感が得られるだろう。本文にあるように、摘出それ自体が何らかの心理的影響を与えるわけではない（佐々木医師談、および前掲『どうする子宮筋腫』一四五頁）。

9　日本では、子宮頸部が性感にかかわっているという見方は、現在ではほとんど支持されていない（詳細は第1章訳注10）。

10　本章訳注1を参照。なお、子宮や卵巣を摘出する場合でも、輸血が必要になるのはごく限られたケースである（第1章訳注9）。

11　本章訳注7を参照。

12　子宮全摘手術では、子宮をとったあと、袋の底を閉じるようにして切断した膣の端を縫い合わせるため、膣がやや短くなって変形することがある。まれに腹膜と膣が癒着することもある。しかし、膣式であれ腹式であれ、傷がきちんと治ればセックスの際に痛むこともない（前掲『どうする子宮筋腫』一六三頁）。両卵巣を摘出すれば、膣液の分泌が減って性交渉の障害となりうるが（本章訳注24）、子宮のみの摘出で痛みが長く続くのであれば、心理的な要因が大きいと考えられる（佐々木医師談）。

13 プロゲステロンはプロゲストゲン（第5章訳注3）同様、女性ホルモンの一種である黄体ホルモンを模した人工ホルモンで、服用によりかえって筋腫が肥大することがある。

14 第5章訳注7を参照。

15 GnRHアナログ（第1章訳注15）の一種であろう。

16 エコー検査の一種。

17 四肢にある静脈系の一種。

18 骨盤の周りには網目のように静脈が張りめぐらされていて、骨盤内の手術では、そのいずれかが血のかたまりによって詰まり、静脈瘤のできることがある（前掲『どうする子宮筋腫』一五七―一五八頁）。

19 第1章訳注18を参照。

20 子宮体ガンの前段階であることが多い（佐々木医師談）。

21 膣の一番奥を指す。

22 この術後の「疲れやすさ」の原因は、子宮の摘出そのものではなく、両卵巣の切除か、手術時のうっ血の影響と考えられるが、うっ血は子宮摘出手術のすべてにおこるわけではない。（佐々木医師談）。

23 卵巣のう腫（本章訳注7）は、排卵時に破裂して出血し、激痛をともなうことがある（佐々木医師談）。

24 卵巣から分泌されるエストロゲンには膣粘膜に弾力を持たせる作用があるため、両卵巣を摘出すると、分泌物が減って膣が乾き、ただれやすくなって性交痛の原因となり、膣炎もおこしやすくなる（前掲『どうする子宮筋腫』一六五頁）。

第二版あとがき——出版後一年を経て——

女性の書いたこのささやかな書物は、善意の医師や女性たちの結びつきと自覚によって育まれている。九〇年代のイタリアにおける子宮摘出の多さは、イタリア産婦人科学会の発表よりもさらにひどい。その後の保健衛生省の資料によれば、子宮摘出数は、一九九四年の三万八〇〇〇件に対し、一九九七年には、女性五人に一人の割合で手術をうけるに等しい六万八〇〇〇件にも及び、産婦人科学会が一九九七年度に公報で発表した四万件という数値は、むしろ一九九四年当時のものに近い（しかも、一九九四年にはすべての病院が期限内に執刀数を州に報告したのではない）。こうした手術の多さと著しい増加とは、まさに社会にとって脅威となる。こうした数値が正確でないとすれば、ごく最近の摘出数はさらに膨大な数にのぼるであろう。ヴェネト州では、複数の病院の追加報告を加えた修正データによると、本書に記した一九九六年の摘出数六六八五件は六九七七件に増加する。こうした状況にはいずれも正当化の余地はなく、先述のように、先進諸国における七〇年代以降の手術数の減少や、近年はイタリアの病院でも、子宮や卵巣を保存する言の少ない手術がおこなわれ、診断と治療の可能性が進歩したとされていることに逆行している。そしてまた、本書で見たように、まったく手術が必要のない場合もあるのである。

保健衛生省の最近の資料によると、隣国フランスでは、全土では女性二〇人に一人、パリでは女性二五人に一人の割合でこの手術をうける。イタリアでは女性五人に一人の割合で子宮摘出をうけ、パリの数値と比較すると、手術の八〇％に根拠がないことになる。そのうえフランスでも、摘出数は減少している。

摘出は今なお続いている。さしたる理由もなく子宮や卵巣を摘出されて心身を損ない、無益な苦しみを味わった、あるいはそうした人を知っているという話は、幾度となくくりかえされ、絶え間なく、いやでも耳に入ってくる。本書にあげた、はっきりと語られることのない子宮摘出の一般的な後遺症、親戚や隣人や知りあったばかりの女性が、まさにそうした状態にあるのだと。彼女たちは、他の女性たちも経験するそうした後遺症や、あきらめる必要はなかったということに思いいたらなかったし、医師は、彼女の話や後遺症治療の必要性を重視せず、否定しただけであったと。それでも、手術について知るために、また、母親が医師の言いなりにならず、手術の勧めを検証できるように本書を薦めたという息子や娘に会うと、多少とも慰められる。体験談は、特別な研究をしなくてもおのずと集まり、春の野にひなぎくを摘むように手にすることができるが、個々の話はそれぞれがかけがえのないもので、いつかはそのすべてを出版したい。かけがえのないというのは、個々の話はそれぞれが手術によって変えられてしまった人生の一部であるからである。ここでは、第一版の証言集に加えてピエラとロレダーナ・カッレガーロのものを収録した。ピエラの証言は、一九九九年一月二二日のヴェネチアでの会議で紹介される予定であったが、発言が多く余裕がなかった。

不幸にも、必要もなく子宮や卵巣を摘出するというこの暴挙は続いている。西洋文明／医学によるさまざまな形の女性性器破壊の歴史は、私の予想以上の範囲に及んでいたことがこの数カ月間にわかった。一九世紀初頭から一九六〇年代にいたるまで、イタリアを含むヨーロッパおよび米国の精神病院（ただし一般の病院での場合もある）では、医学的根拠のまったくない、もっぱら女性と女性の性に対する懲罰としての性器切除がおこなわれていた。この件については、ベルナール・ド・フレマンヴィーユの『強者の論理』（*La ragione del più forte*, 1979, Feltrinelli）を薦めてくれた、ウーディネ県パルマノーヴァの精神衛生課医師アンジェロ・リゲッティに感謝している。現代における女性性器の破壊、すなわち子宮摘出については、その横行や異常な手口を告発し、女性たちに知らしめようとしている医療従事者たちに出会った。そのなかには、カントンティチーノの医療サービス局長兼ローザンヌおよびジュネーブ大学の経済学教員であるジャンフランコ・ドメニゲッティ博士もいる。彼は、一九七七年から一九八八年にかけて他の医師たちとともにカントンティチーノで調査を行い、その結果を『ランセット』誌（*The Lancet*）に発表した。それによると、子宮摘出に関する十分な情報提供活動の結果、カントンティチーノでは、情報提供がなく摘出手術が増加した他の地域とは異なり、手術をうける者の割合が減少したのであった。しかも、その減少は一般病院の方が、大学病院においてよりもより大きかった。各地域における子宮摘出の実施率やそうした手術が必要な場合をメディアをつうじて知らせることで、医学のあり方を変えられることが、明らかとなったのである。同誌の同じ号で、ドメニゲッティは、経済学者アントワーヌ・カサビアンカとともに行った別の調査にも言及している。それによれば、子宮摘出をうける割合がもっとも低いのは女性医師や弁護士の妻であり、もっとも高いのは、高額の保険に入っている女性か学歴の低い女性である。さらに婦人科の女医は、子宮摘出をおこなう割合が男性医師の半分である。彼らは、この調査結果から、「男性の婦人科医は女性を自分の儲けに利用するばかりか、摘出手術を人知れず楽しんでいる」という推測は否定できないという。イタリアの場合には、男性心理の陰の部分や個人的な儲けについて考慮するだけでなく、米国で患者側の弁護士が示したように、一部の医療機関により、いかに必然性のない、必要以上にダメージの大きい手術がなされているか、そして、職業上・教育上の利益がどれほど介在しているかを問わなければならない。

ドメニゲッティの記事は、全国産婦人科医協会のアンドリア(バーリ県)代表、かつ自然分娩研究所の所長でもある産婦人科医ロベルト・フライオーリが送ってくれた資料のなかにあった。彼は、同研究所発行の『さまざまな出産』(*Istar, rivista multidisciplinare sulla nascita*)誌の編集委員でもある。同誌の編集長でもあるアントネッラ・バリーナも、他の資料を送ってくれた。うれしいことに、病気や年齢や未解明の原因で調子が悪い子宮を存続させ、尊重する権利をめぐってつくられるこうした人間関係は、女性の産むという役割や自然な形での出産にかかわるネットワークにつながっていくようだ。横行する子宮や卵巣の摘出の後遺症にとりくんでいる婦人科をはじめとする医師たちも、私に連絡をくれ、協力してくれた。私は彼らから様々なことを教わり、大いに助けられている。

ところで、代替治療が子宮や卵巣の不必要な摘出（それも四〇代の女性に）の一要因ともなっていることは、患者に呈示される「同意書」の書式が病院によってはきわめて問題が多いことからもわかる。たとえば、次のような例もある。筋腫もそれほど大きくなく、とくに気になる症状もない閉経まぢかの女性に多量のエストロゲンを処方し、予測どおりに筋腫が大きくなったところで「こうすれば湿布を続けられるから」と、子宮と卵巣の摘出を勧めるのである。こうなると、医者は無知なのではなく、製薬会社の差し金だと考えたくもなる。

ヴァレーゼの家庭医であるフィオレッラ・ガゼッタ、フィリッポ・ビアンケッティは、子宮摘出の横行、代替治療のいきすぎと不適切な適応という問題を提起したことを喜び、連絡してくれた。それは、彼らが職業をとおしてかかわってきた問題であった。フィリッポ・ビアンケッティは「子宮・卵巣摘出の流行」と自ら名づけた状況のもとで、一九九七年夏、自分の診療所の待合室に「更年期の方へ」という文書を掲示し、患者にもそのコピーを直接手渡すことにした。そこでは、よくある子宮の病気に対して子宮や卵巣の摘出を強要されるという、女性が陥りやすい状況をのべ、手術の前に試みるべき治療法を容易な順に示している。このようにして、患者に代替治療の情報を与えるとともに、手術を勧められたときには、専門家としての婦人科医だけでなく、家庭医[※1]にも相談するよう勧めているのである。患者の健康管理をまず家庭医の仕事とし、専門医にすべてをゆだねることなく市民の健康を総体として守ろうとする責任感に、私は感銘をうけた。子宮を摘出せざるを得ない場合でも、卵巣を残せば自然に閉経を迎えられるなど、すべての女性が知っているわけではない情報を明らかにしたことは重要であった。さらに、手術や麻酔そのものの危険性や、摘出がもっとも危険な選択であることを明言し、健康な卵巣切除の効果に疑問を呈し、自分ならば医師として摘出を避けると宣言した責任感にも敬服した。だから私は、ヴァレーゼ以外の多くの女性には初歩的知識として、患者の利益に無関心な家庭医たちには積極的で責任ある行動例として役立つように、この文書を全文掲載した。

一方、フィオレッラ・ガゼッタは、本書の存在を知り、新聞に投書したが、当時のマスコミはコソヴォ空爆などに注目しており、掲載はされなかったようだ。家庭医である一人の女性が、いわれなき被害の不当な運命から女性たちを救い出そうと、このように重たい現実を公然と告発する決意をしたことは尊敬すべきだと考え、私はこの投書も掲載した。

パドヴァでの子宮摘出に関する最初の会議を報じた本書が出版されてから一年のあいだに、ヴェネト州議会では、同州の子宮摘出数が、ただでさえ高いイタリア平均をさらに上回ることについて緑の党のミケーレ・ボアート議員が説明を要求し、下院でも、諸派のヴァルピアーナ議員が問いただした。さらに、二つの会議が開催され、子宮摘出問題に様々な形でかかわる人々、医療、人権、社会科学、社会活動やボランティア活動などの各分野を代表するイタリアの著名人が参加した。[※2] 第一のものは、一九九九年一月二二日、ヴェネチアで開催された「子宮摘出と肉体的完全性を保持する女性の権利」、第二のものは、一九九九年五月七日にローマ大学で開催された「横行する子宮摘出。女性への暴力と健康被害——代替措置と多様な現状の認識を求めて——」である。まさにこれらの会議によって、様々な女性の病気に対するダメージの少ない治療の正しく詳細な知識を提供できたことをふまえ、この第二版には、摘出の代替治療に関するサマリターニ医師の論文も加えた（第5章）。これまでの横行の実態を知り、これ以上必要もない子宮摘出を被ることのないように、不当な手術の無意味さを知り、その勧めを拒否して説明を求め、正当な怒りをもって「冗談じゃない！」という少々時代遅れのフレーズをよみがえらせるかどうかは、本書を捧げた女性たち次第なのである。

Riferimenti bibliografici

Domenighetti, G. *et al.* (1988), "Effect of Information campaign by the mass media on hysterectomy rates", in *The Lancet, December* 24/31.

Domenighetti, G., Casabianca, A. (1988), "Rate of hysterectomy is lower among female doctors and lawyers' wives", in *The Lancet*, December 24/31.

Istar, rivista multidisciplinare sulla nascita, uscita dal 1988 al 1994, pubblicata a Padova dal Centro studi per una nascita naturale con sede a Mestre.

Bernard de Frèminville (1979), *La ragione del più forte*, Feltrinelli, Milano.

〔訳注〕

1　第6章訳注4を参照。

2　これら二つの会議には、当時の社会連帯相リヴィア・トゥルコ（左翼民主党）、厚生相ロージー・ビンディ（カトリック左派）をはじめ、医師、政治家、弁護士、ジャーナリスト、大学教員、地方官僚、人権運動家といったイタリア各界の著名人が多数参加し、あるいは賛同の意を表明した。ローマの会議は、開催にあたって厚生省、機会均等省、社会連帯省の後援を受けた（原注を要約）。

ある医師の告白

この手紙は、本書の出版によって子宮摘出の問題が明るみに出たのを機に、ヴァレーゼの開業医フィオレッラ・ガゼッタがある新聞に送ったものである。

患者に対して日常的に子宮や卵巣の摘出を勧める同僚たちに反対し、異議を唱え、日々再考を迫っている。その勧めは、エストロゲン投与による術後のケアを前提に、卵巣摘出の利点をならべたてた「インフォームドコンセントの見本」ともいうべきものを大いに利用してなされるのだ。私は一般医学の医師として開業し、いわば「婦人病の家庭医」として働いている。私は、婦人科医としても数年間働いたことがあるが、興味がもてず、というより病院という環境に自分が組みこまれ、同化されていくのに不安になり、予防や日常生活や医療に関する教育や情報という「基本的な」問題と直接かかわる分野で働くことで、自身が最善のものを得られるだろうと思ったのだ。

私は、一〇代後半で子宮を、しばしばあわせて卵巣をも失った、現在五〇—六〇代の女性に非常に多く接してきた。また、ほんとうはそれほどの大手術は必要ないのに、外科医が四〇—五〇代の女性に卵巣摘出を勧めるのを、あまりにも多く目にする。

この手術のありようは、ひどく無責任で男性中心主義的で健康上のメリットがなく、私はそのつど憤慨し、あまりに多くの女性が子宮摘出をうけ、肉体的、精神的切断を余儀なくされるのを、私自身に対するもののように感じる。なぜなら、女性から子宮が取られることは、ただひとつの器官ではなく、その女性の経験や女性としてのシンボルを切られることだからである。このことを忘れたり、どうでもよいようなふりをすることは一種の犯罪であり、不正として非難されるべきである。

ほんとうに多くの女性が、子宮を失ったことを運命として生きている。ほんとうに多くの女性が、突然に「秋」が訪れたあとの、憂うつと苦しみを経験してきた。「秋」とは、マスメディアや製薬会社や科学者たちによる、閉経後のエストロゲン摂取の圧力を正当化するための、更年期を示す嘆かわしい表現なのだ。老いて、陰気で、元気がなく、子を産まず、もう女ではなく、心に余裕のない、これが、脳梗塞、心臓発作、アルツハイマー、骨粗鬆症になりがちな、ホルモン摂取をしない更年期の女性である。六〇代や八〇代でも、ありのままで、満ち足りていて、ホルモンなど飲まなくても女性であることに満足しているすてきな女性もたくさんいるというのに。

私たちは、女性であることの権利を守らなければならない。閉経という不幸なできごとを防ぐために「できるかぎりのことをしなかった」という罪の意識に抵抗しなければならない。およそ自然ではなく、必要でもなく、さしあたりはしなくてもよいような処置の勧めに対して態度を決めるにあたり、現におきていることや将来おこりうることを知り、必要ならば積極的に治療に参加しながら、私たち一人一人の病状が完全に明確な形で説明されるように、強く求めなければならない。人は、自身の肉体への処置の必要性や、その処置の副作用、影響、他の治療法を充分知るべきであり、真の民主主義は、そうした人の選択の自由を尊重するものでなければならない。病の恐さや、勧めとは違う選択をした場合のありうべき危険を理由とする家族や社会の圧力に負け、それを恐れておとなしく従う人間は、自由な選択のできる状況にあるとはいえない。このことを忘れたり、どうでもよいように装うことは、一種の犯罪であり、非難されるべき不正である。子宮摘出の横行に対し、私は女性として反対し、医師としてこれを恥じる。

更年期の方へ

この注意書は、ヴァレーゼの家庭医であるフィリッポ・ビアンケッティが、同市の子宮摘出率の高さを憂慮して、自分の診療所に貼ったものである。

子宮—卵巣摘出の流行？

この何カ月間に、私は当市の多くの婦人科医が子宮筋腫による出血の治療として子宮や卵巣の摘出を勧めるのを見てきた。彼らはほかの治療法にはまったく触れず、私が患者に詳しい説明を求めるようにいうと、すぐに神経をとがらせた。まさにその過敏さゆえに、私は、子宮摘出率は国により大きな差があると読んだことがあったのを思いだし、疑いをもったのである。

それならどうしたらよいだろうか。

私は以下のような「更年期の方へ」を書いて待合室に貼り、また関心のある人には適宜手渡すことにした。ここに記した症例は実際にあったいくつかのケースを混合したもので、この女性はいうまでもなく架空の人物である。

親愛なるサングイネッティさんへ

子宮を摘出すべきかどうかの決定に役立つように、あなたの症状を整理し、私の考えをお話ししようと思います。

(体の状態)

あなたは一カ月とおかずにおこる不定期な大量出血が何カ月も続いたため、貧血ぎみです(三カ月前のヘモグロビン値は、正常最低値一二に対し一一でした)。四八歳という閉経直前の、ホルモンバランスをくずしやすい年齢で、筋腫がいくつもあり子宮が肥大している(一〇×六×七センチとそれほど巨大ではないにしても)のは、よくあることです。

卵巣は先日のエコー検査では正常で、脱出も排尿障害もありません。あなたはこのところ大変疲れ、少々落ち込んでいますが、健康上とくに危険なところはなく、総じて健康です。このような大量出血が続けばさらに貧血となり、いっそう体力がなくなることは明らかです。よって、出血を補い、出血をとめるための治療をするべきで、すでに処方されている鉄剤を服用し続けなければなりません。

婦人科医は、あなたにすぐ腹式手術での子宮と卵巣の切除を勧めました。たとえ健康でも卵巣は「もう役にたたないのだから、切ってしまえばガンにもなりませんよ」という訳です。

（私の意見）

鉄剤の服用と三カ月ごとの血液検査を続け、簡単な治療から始めて、万一の場合にはより徹底したリスクも大きい治療へ、という段階的な治療方法をとるのがよいと思います。

実際、閉経も近いので、そうなればホルモン分泌は止み、筋腫も自然に縮小して、問題はなくなるでしょう。そのためには時間を稼ぐことが大切です。段階的な治療方法は、たとえば次のようなもので、そのつど話し合うことができます。

（1）プロゲステロンのみの治療。毎月一六日から二五日の一〇日間に一錠服用。副作用なしで出血を減らせます。

（2）エストロゲンとプロゲステロンでの治療。エストロゲンの低容量ピルを二八日中二一日間服用。プロゲステロンだけよりも効果的で避妊効果もあり。

（3）GnRHアナログによる治療。三カ月ごとに注射。一時的に閉経させ、子宮を縮小しますが、更年期障害を引き起こすことがあり、高価です。

（4）子宮内膜の焼灼。[※1] 子宮に挿入した電子針で子宮の粘膜を確実に（永久に）破壊し、出血を止めます。

（5）子宮摘出。帝王切開型の腹式手術、あるいはこれまでの治療で子宮が縮小していれば、膣式手術も可能です。まさに徹底した、しかし麻酔を要する手術である点で明らかにもっともリスクの大きい最終手段です。子宮だけを摘出すれば、卵巣は機能しつづけ、しかるべきときに静かに閉経が訪れます。しかし卵巣を取れば即座に閉経しますし、健康な器官の予防的摘出が効果的だとは証明できません。概略にすぎませんが、こうした情報を得れば、ご自身の場合をさらに、家庭医の私や、専門家として細心の注意をもって治療にあたるべき主治医や婦人科医と話し合い、どのような治療を選択すべきかを決めることができるでしょう。[※2]

［訳注］

1 組織の凝固壊死や小血管の止血を目的とする療法で、電気メスによる手術法が普及している。冷却した子宮鏡を挿入し、烙鉄で焼くので、出産を希望しない人に過多月経を止める処置としては有効だが、筋腫そのものには作用しないし、子宮内膜の炎症や癒着もおこりうる（佐々木医師談）。

2 ここで子宮摘出以前の手段として段階的に示されている四つの処置は、いずれも何らかの効果をあげる反面で、それぞれが副作用をともなう。効果と副作用の両方を考慮したうえで、どの処置が最善といえるかはケースバイケースであり、本文のように、四つをこの順に試みるのが必ずしも適切とはいえない。また、ここで想定されている患者の年齢や症状ならば、ただ経過をみたり、漢方薬を用いて症状を緩和することも可能である（佐々木医師談）。

解説とあとがき

日本における「子宮摘出」について

——産婦人科医療と優生思想の連続性

大橋由香子

日本において「子宮摘出」の問題は、ふたつの〈場面〉で発生し、問題化されてきた。

ひとつは、一九八〇年に発覚した富士見産婦人科病院事件で、医師免許のない病院経営者の「診断」によって、健康な子宮や卵巣が摘出されたという事件である。この事件を契機にして、それまでの産婦人科医療における子宮筋腫の治療、子宮摘出について、女性の視点から見直し、「患者＝医療利用者」が納得して治療法を選べるようにするための活動や、同じ病気を抱える女性たちによる自助グループの活動が活発化していった。

そしてもうひとつは、障害者に対する子宮摘出という問題。これは、身体的な障害がある女性に対しては「月経の介助がたいへんだから」という理由で、また、知的障害と言われる女性に対しては「月経のときに精神的に不安定になるから」とか「妊娠したら困るから」などの理由で、子宮が摘出されるというケースである。

このふたつの〈場面〉での「子宮摘出」が、どのような問題をはらんでいるのか、なぜ起きたのか（起きているのか）、それに対してどのような運動や取り組みがなされているのか……を見ていくことは、日本における女性のからだをめぐる状況を明らかにすることにつながる。さらに、本書が取り上げているイタリアでの子宮摘出との関係で、日本と共通していること、異なることについても考えてみたい。

富士見産婦人科病院は、当時は埼玉県所沢市で一番大きな産婦人科専門病院で、日本にまだ数台しかなかった超音波画像診断装置をいち早く導入し、「お腹の中が透けて見えるすばらしい機械」と宣伝していた。そして、院長の夫である理事長がこれを使い、訪れた患者たちに、「子宮がめちゃめちゃになっている。すぐ入院して手術する必要がある」「子宮と卵巣が腫れている、とらないと命にかかわる」などと脅し、「子宮筋腫」「卵巣のう腫」というウソの病名を告げて入院させ、院長をはじめとした医師たちが子宮や卵巣をとる手術をした。この理事長は医師資格がないのだが、白衣を着て、職員からは「理事長先生」と呼ばれていたという。

何らかの自覚症状があったにしても、まさかそんなに重大な病気だとは思っていなかった女性たちが、「子宮をとらないと大変だ」と告げられ入院をすすめられたとき、なぜ理事長の言葉を信じてしまったのだろうか。

当時は、別の病院・医師の意見も聞く「セカンド・オピニオン」という考え方も言葉も普及していなかった。また、病名や治療法を告げられたとき、その内容や提案された治療法のメリット・デメリットをわかりやすく説明するよう医師に求め、患者が納得してから治療を受けるという「インフォームド・コンセント」も、ほとんどない時代だった。

さらに、子宮筋腫や卵巣のう腫が、どのような病気なのかという情報も、今のように雑誌や書籍、インターネットで手に入れることができなかった。そもそも、「子宮」「卵巣」など、女性だけがもつ臓器について、口にするのも恥ずかしいという雰囲気がまだまだ存在していた。

こうして、多くの女性が、驚きと戸惑いのなかで入院し、子宮や卵巣を摘出され、手術のあとは、体調をくずし、精神的にも肉体的にもつらい症状に苦しめられた。

卵巣を摘出されると、女性ホルモンの分泌が人工的に止まるので、更年期障害のような症状に急激に襲われる（卵巣欠落症）。一方、子宮はホルモンを分泌していないので、医学的には子宮摘出によって更年期障害のようにはならないと言われているが、女性の象徴のように認識されている臓器なので、子宮を失った精神的なショックは大きい。なにより、子どもが産めない体になったという喪失感、パートナーから「女じゃなくなった」という見方をされる失望感もあっただろう。

一九八〇年に事件が発覚したとき、自分も被害を受けたかもしれないという人が一、一三八人も保健所に被害届を出した。彼女たちにとって、一番問題だったのは、必要のない手術によって健康な子宮や卵巣を摘出され、それによって自分のからだと心が傷つけられたということであった。ところが、この事件は、無資格で医療行為を行ったという「医師法違反」には問われたものの、子宮や卵巣を摘出したことに対する「傷害罪」には問われなかった。そこで彼女たちは刑事告訴を行い、警察はようやく、病院に保存されていた摘出臓器やポラロイド写真を押収したが、結局、検察庁によって不起訴処分とされ、刑事裁判で裁かれることはなくなってしまった。

あまりにもひどい対応に、六二人の女性たちが原告となって民事裁判を起こし、病院と埼玉県、国を相手に裁判闘争を始める。*

本書に医学面で協力してくれた佐々木靜子医師は、富士見事件の被害者から聞きとり調査をしている。被害者が病院から摘出子宮のポラロイド写真を受け取っていたので、写真のなかのスケールで子宮の大きさを測ってみた。すると、ほとんどが正常の大きさだったことに驚き、富士見病院では正常な子宮が摘出されていたことを確信したという。

また、被害者同盟の医師団のひとり本田勝紀氏が、富士見病院の摘出子宮の平均重量と、他の病院での子宮筋腫による摘出子宮の平均を比較してみたところ、富士見病院は一一九・六グラム、都内A病院は三二八グラム、B大学病院は五四一・五グラムで、富士見病院で摘出された子宮は、ほぼ正常に近いことがわかる。ちなみに、通常の子宮は六〇~八〇グラムだが、個人差も多く、出産回数によっては一二〇グラムでも正常と言える。また、当時の一般的な摘出基準と言われる「手拳大」(男性の握りこぶし大)というのは二〇〇グラムなので、富士見病院が病気ではない子宮を摘出していたことは明らかである。

事件から一九年めの一九九九年六月、東京地方裁判所で原告は勝訴し、病院側に損害賠償が命じられた。しかし、埼玉県と国の監督責任は認められなかった。しかも、富士見病院の理事長と院長は、倒産して支払い能力がないことになっているので(実際は多額の資産を計画的に一族に名義変更し、今も別の名前の病院で診療を続けている)、勝訴しても原告は賠償金を受け取れない。

富士見産婦人科病院に勤めていた他の三人の医師が控訴したため、現在も高等裁判所で係争中である。

この子宮摘出の問題は、医師資格がない富士見産婦人科病院だけの「特別なケース」とはいえない普遍性をもっていた。

同じ一九八〇年に起きた「野村病院事件」では、資格をもつ医師によって、不必要な子宮摘出手術がなされた。しかし刑事告訴はやはり不起訴処分となり、患者が民事訴訟裁判を起こし、損害賠償が認められている。（千葉地裁一九九二年、東京高裁一九九四年）

富士見病院だけが特別ではないということは、医療側にいる人間こそが知っていたようだ。佐々木医師は、当時のことを次のように語っている。

《私自身が富士見産婦人科病院事件に関わってから、同僚や周辺の産婦人科医から「富士見病院のようなことは産婦人科医なら誰でもやっている。たたけば埃が出るものだ。同業者の悪口を言うなんてとんでもないことだ」と非難されました。このようなことから、私は女性特有の臓器や生理機能が、偏った考えや価値観で見られていて、医療のありようにも大きな影響を及ぼしていると思い知らされたわけです。》（佐々木靜子講演会「女性の視点で医療を見直そう」日本女医会北海道支部発行、二〇〇一年より）

そもそも通常の医療で行われている子宮筋腫の子宮摘出の手術も――現在の法体系のもとでは「違法」ではないとしても――手術を受ける当事者である女性から見ると、納得できないという声が大きくなってきた。

なぜなら、子宮筋腫が発見されたとき、その女性にすでに子どもが複数いたり、年齢が四〇歳を過ぎていたりすると、本人にはつらい自覚症状がないにもかかわらず「子宮をとってしまいましょう」という医師が多かったからである。あるいは、筋腫の大きさが「手拳大」以上だと、これもまた本人の自覚症状や思いとは関係なく、子宮摘出をすすめる医師もいたのである。ちなみに、本書六七ページにもあるとおり、子宮筋腫は、良性の腫瘍なので、ガンのように一刻を争う手術が必要ということはない。その意味で「待てる病気」であり、むしろ長くつきあうことになる慢性疾患である。

また、将来卵巣ガンになるといけないからと、異常のない卵巣をふたつとも、子宮摘出の「ついでに」とってしまうケースも多く見られた。両方の卵巣をとってしまうと、前述の通り更年期障害の症状が突然襲ってくる卵巣欠落症になるが、これはまさに富士見事件の被害者たちが苦しめられた症状でもある。

佐々木医師は、こうも語っている。

《「富士見」では子宮筋腫でない子宮すら取られていたわけですが、子宮筋腫が、非常に安易に摘出の対象になっていたその根本的なところは何かというと、男性の目から見て子宮という臓器が、どのように見えたかということの象徴的な表れではなかったかと思うのです。つまり、子どもが産める子宮は非常に価値があるけれど、産み終えた子宮、産めなかった子宮というのは価値がない。……本人がどう思っているかは一切関係なく、取れば済むという非常に安易な考えで手術が行われる。子宮という臓器はその象徴的なものです。》（たんぽぽ小冊子シリーズ⑥『私たちで変えよう、産婦人科医療』子宮筋腫・内膜症体験者の会たんぽぽ発行、二〇〇一年より）

富士見産婦人科病院事件被害者同盟のほかにも、この事件をきっかけに活動を始めたグループがある。

一九八四年にできた「女のからだと医療を考える会」は、富士見事件を追究していくなかで、日本の産婦人科医療の底流に「子どもを産み終わった子宮はいらない」という女のからだに対する差別感が支配していることを痛感してできたグループで、一九八四年から八五年にかけて、子宮筋腫をもつ女性に対するアンケート調査を行った。その結果を報告した『どうする子宮筋腫――一七三五人の体験から』（日本婦人会議発行、オリジン出版センター、一九八六年）には、本書の証言に出てくるイタリアの女性たちと同じような、子宮摘出後のつらい症状や精神的な喪失感、夫との関係の悪化に悩む体験者の声が記されている。

しかし「女のからだと医療を考える会」のアンケートでは、一方で、医師からきちんとした説明を受け、本人が納得して手術を受けた場合には、子宮摘出手術（場合によっては卵巣摘出）をしたことで、それまでの月経過多や貧血、腰痛などの症状から解放され、毎日の生活が快適になったという体験者もいる。このことは、インフォームド・コンセントと自己決定がいかに大切かを示している。本書一二二ページでリッカルド・サマリターニが書いているような「真に必要な場合の子宮摘出手術」とは、こういうものをさすのだろう。

さて、一九八〇年代の日本では、富士見事件をきっかけに、女性の視点から産婦人科医療を見直していく動きがあっただけでなく、避妊、人工妊娠中絶、出産、更年期、性暴力など、からだをめぐってさまざまな女性運動が展開されていった。この背景には、一九七〇年前後のウーマンリブ運動と前後して「女と健康」をテーマとした活動が続けられてきた蓄積が関係している。この傾向は日本だけではなく、イタリアも含めた西欧先進国に共通に見られるし、やがて中南米、アジア、アフリカ諸国にも広まっていった。

ボストン女の健康の本コレクティブがつくった"Our Bodies Ourselves"はさまざまな言語に翻訳され、女が自分のからだについて知ることの大切さ、女のからだは国家や家父長制や医療の対象物ではなく、女自身のものなのだということを共有していく材料となった（日本語版は、一九七四年に合同出版から『女のからだ』〈秋山洋子、桑原和代、山田美津子訳〉として、新版翻訳は一九八八年に松香堂から『からだ・私たち自身』〈藤枝澪子監修、河野美代子・荻野美穂校閲〉として刊行された）。

また日本各地で、月経や性、避妊についておしゃべりする小さいグループができていった。そのなかには、大阪の「女のためのクリニック準備会」のように、からだの不安や病気について相談できる場を、自分たちでつくっていこうという活動もあった。

一九八二年には、優生保護法から「経済的理由」を削除して、実質的に中絶を禁止しようとする動きが国会で見られた。優生保護法問題は、一九七〇年代前半にも、当時生まれたばかりのウーマンリブ運動が取り組んだ大きなテーマである。

日本では、一八八〇年以来、現在もなお、刑法に堕胎罪が規定され、人工妊娠中絶をした女性は一年以下の懲役に処される（刑法第二一二条）。ところが、一九四八年にできた優生保護法の許可条件にあてはまる場合に限って、配偶者の同意を得れば合法的な中絶が受けられる。

このように、戦後の日本で中絶が合法化されたのは、女性の自己決定や性と生殖の権利（リプロダクティブ・ライツ）の観点からではなく、むしろ、侵略戦争の時代には人口を殖やし敗戦後の経済復興期には人口を減らすという人口調節の一環としてであった。

しかも、人口の量だけでなく「質」をも管理しようというのが優生保護法である。優生保護法の第一条目的には「優生上の見地から不良な子孫の出生を防止するとともに、母性の生命健康を保護することを目的とする」とある。この法律には「別表」がついていて、そこには病気や障害の名前が列挙されている。

別表にある疾患の人々に対しては、「優生手術（＝不妊手術）を行うことが公益上必要であると認めるとき」不妊手術ができると規定してある。「優生保護法の施行について」というガイドラインでは、「審査を要件とする優生手術は、本人の意見に反してもこれを行うことができる」とし、そのための「強制の方法」として「真にやむを得ない限度において身体の拘束、麻酔薬施用又は欺罔《もう》等の手段を用いることも許される場面があると解しても差し支えない」と記していた。一九四九年から一九九六年までに、少なくとも一六、五二〇件（女性一一、三五六人、男性五、一六四人で、六八パーセントが女性）の不妊手術が、本人の同意によってではなく行われている。

なお、優生保護法のもとでの不妊手術とは、「生殖腺を除去することなしに、生殖を不能にする手術」となっていて、子宮摘出や放射線照射は許されないとされている。

ところが、この優生保護法における「障害のある人間は子どもを生むべきではない」という優生思想が浸透し、障害者への差別が存在するなかでは、優生保護法でも違法となる子宮摘出が、障害のある女性に対して行われてきた。しかも、そこでは強権的な強制とは違うが、「まわりに迷惑をかけてはいけない」という規範のなかで、障害をもつ女性やその家族が「自発的に」「自ら希望して」子宮摘出をするという事態も起きていた。

それはちょうど、「らい予防法」によって療養所に隔離されたハンセン病の患者たちに対して、結婚したいなら不妊手術をするようにと本人たちに「同意」させていたのと同じような「自発性」だと言えるだろう。（なお、ハンセン病の患者たちは、優生保護法ができる以前の、中絶も不妊手術（断種）も禁じられていた時代にも、療養所内で不妊手術をされてきた。戦後、優生保護法ができると、遺伝性疾患ではないにもかかわらず、その別表にはハンセン病が入っていた。）

からだに麻痺があるために、トイレの介助が必要な女性は、子宮摘出についてこう書いている。

《私が家にいるとき、通常のトイレ介護は父がすることもありますが、生理介護だけは、どんなことがあっても母がしています。四十三キロの母が、四十七キロの私の身体を支えて、拭いたり、下着の上げ下げをするのですが、生理のときはナプキン交換で、かなり時間がかかります。五十八歳になって、体力の落ちてきたいまは、ときどき冗談のように「重たいな」「(子宮が) あっても仕方ないやろ」「(子宮を) 摘《と》りいな」「私があんただったら、摘ってるよ」などということばが出てきます。そうすると私は「しゃあないやろ」といって、母のことばのなかにある本音の部分に気づかないふりをしてやりすごすのです。

でも、母が病気のときなどは、無理を押している姿をみると可哀そうな気がします。この気持ちがもっと強くなれば、そして母が、せっぱつまって、もっと強いことばで迫れば、私も自分から「子宮を摘る」というかもしれません。そう思ったとき、子宮摘出がどのような状況でされていくのか、自分の問題としてみえてきました。

本人の口から、さも本人の希望のようにいわされるのです。施設であれ、在宅であれ、私たちの状態が〝自然でない〟とされているあいだは、子宮摘出は、私たち重度障害者の誰にも、いつでもふりかかってくることなのです。親に迷惑をかけ、社会に何の役にも立たないとされる重度障害者のできる唯一の恩返しが、子宮摘出であったり、死後解剖であったり、結局は生まれてこないのがいちばん良いのだとされていく道すじがみえてきます。》(岸田美智子「子宮とのつきあい」岸田美智子・金満里著『私は女』長征社、一九八四年より)

障害者解放運動のなかで、女性障害者が、からだや性、恋愛について語り合うようになったのは、一九八〇年前後のことだといわれている。そのなかで、子宮摘出については、障害をもつ女性自身が一九七九年の車いす市民全国集会・女性障害者問題分科会で「自分は子宮をとって生理介護を受けなくなってすごく自分の人生が広がった」、しかし「子宮摘出は安全な形ではできないから法的に保障して欲しい」という内容の発言をしたことから表面化していったという。（堤愛子「月経なんていらない？　障害を持つ女たちの月経」女たちのリズム編集グループ編『女たちのリズム』現代書館、一九八二年参照）

以後、この発言をめぐって議論が交わされていった。

「子宮摘出」は、「親」や「施設職員」の介助軽減を第一の目的としたものであり、介助者の都合にそって障害を持つ女性の身体が変えられていくことが果たして許されるのか、障害を持つ女性は「結婚」することや「子どもを持つこと」ができない存在（そうしてはならない存在）とされてきたのであり、その意味で、「女性としての性」を奪われてきたのではないか、という意見。それに対して、「女性であれば子どもを持つべきである」という社会的な規範自体が障害者女性を抑圧しているのではないかという主張も出され、また、実際に子宮を摘出をした女性からは、子宮摘出をしたことによって、「女性ではなくなる」「結婚できなくなる」といわれることへの違和感も表明されたという。（瀬山紀子「日本に於ける女性障害者運動の展開（1）――70年代から80年代後半まで」日本女性学会学会誌『女性学』Vol. 8、新水社、二〇〇〇年参照）

子宮摘出ではなく、放射線（コバルト）照射によって月経を止めさせられた女性もいる。彼女、

Aさんの場合は、施設に入る際に「自分の生理の始末ができないと入所できない」と施設の指導課長に言われ、母親が知り合いの障害者の親から聞いてきて病院でコバルト照射をした。二〇歳のとき一週間病院に通い毎日照射をし、終わったときは「これで女でなくなった」と感じて泣いたという。その後、気分が悪く、頭痛、寒気、倦怠感に襲われた。

こうした問題を討論してきた障害者解放運動と、中絶が禁止されることに反対する女性解放運動が、一九八二年の優生保護法から「経済的理由」を削除する動きのなかで、一緒に議論し活動するようになる。

その前史としては、一九七〇年代にも、やはり「経済的理由」を削除し、かわりに胎児に障害がある場合を中絶許可条件に加える「胎児条項」新設の動きに対する反対運動があった。

障害者解放運動のなかでは、障害者を「不良な子孫」とみなしてその存在を否定する優生保護法そのものをなくすことが目標となっていた。これに対して女性グループは、女性のからだ、子宮を人口管理のための道具とする堕胎罪―優生保護法そのものの廃止を求めていたが、現状では合法化されている中絶を、できないようにするという法改訂に対しては、「優生保護法改悪反対」と「悪法」の現状維持を要求する局面も出てしまう。

また、〝女性を罰するなど、とんでもないことだ〟と国家による生殖のコントロールである堕胎罪の撤廃を求める女性グループに対して、障害者グループには、生命を絶つという中絶そのものへの拒否感、あるいは胎児の障害を理由にした「選別的中絶」への拒否感から、堕胎罪をなくそうという課題に関して、女性グループほど積極的になれないという温度差があった。

こうしたそれぞれの「こだわり」の違いをふまえ、意見や感覚の対立も認めながら、しかし、女性のからだを道具化し障害者の存在を否定する人口管理政策には、一緒に反対していくという姿勢を、長い時間をかけながら、少しずつ共有していったのがこの二〇～三〇年の歴史と言えるだろう。

そのようななかで、女性障害者の子宮摘出問題、あるいは強制的な不妊手術の問題が表面化してきた。

その後も、水面下で行われている障害者への子宮摘出が、いくつか明らかになった。

たとえば、事件から七年後の一九八九年に明らかになったケースでは、一九八二年当時、岡山県内の身障者療護施設に入所していた脳性マヒの二九歳の女性が「月経が近づくと精神状態が不安定になる」という理由から子宮体部を摘出されている（本書二八ページにある子宮腟上部切断術と思われる）。八四年に同施設の職員が「処遇困難な事例とその対策」として施設職員の全国研究協議大会で報告していたという。これに対して、障害者団体が人権侵害だとして抗議すると、執刀した産婦人科医は「月経量が多く貧血気味で精神状態も不安定になる。このため子宮摘出が最良の措置だと判断した」と主張し、法的には県や国の指導の対象にはならなかった。

また、一九九三年の新聞報道によると、近畿と中部の国立大学付属病院の医師が、その二～七年前に、知的障害者の月経をなくすために、健康な子宮を摘出している。医師たちは「子宮に異常はなかったが『生理の処理の介助が大変』と頼まれて摘出した」と認めている。一九九一年に摘出手術をした中部地方の国立大学教授は、毎日新聞のインタビュー記事にこう答えている。

《――摘出のきっかけは。

この女性は、生理時に服を脱いだり、生理用品をはずしたり、介助が困る。施設や親がそんなに困るなら取りましょう、と摘出を決めた。

――介助が大変なら薬で出血を止める方法もあるが。

この人たちが薬を続けて飲むことは非現実的だ。子宮を摘出すれば、出血は止まるし、女らしさは残り、性生活もできる。摘出しか選択肢がない。本人のためだ。

――人権侵害では。

本人が施設内での社会生活を維持するためにも、摘出はベターだと判断しており、人権侵害ではない。より社会性を持つための処置として子宮を取った方がいい。

――傷害罪など法律に触れないのか。

法律に触れるなら、それは悪法だ。そんなこと言いだしたら医療行為なんてみんな傷害罪になる。臓器に病変がある場合だけが病気なのではない。病気は社会的な問題。社会が困れば何らかの医学的な措置が必要。手術をすべきかどうかは、常に社会性も含め判断している。

――本人の同意はとらなかったのか。

摘出の意味を理解できないから、同意書にサインはもらっていない。だが家族にはインフォームド・コンセント（十分な説明にもとづく同意）をとっており問題ない。

――子宮を取れば子供が産めなくなるが。

子供を産むなら育てる義務を負うはず。恋愛感情もなく、妊娠のプロセスがわからない人が産むと、子供を育てられず、母親本人のためにならない。》（「毎日新聞」一九九三年六月十二日より。一部省略）

この医師のような、障害者への子宮摘出を正当化する考え方を聞くと、ダラ・コスタが序章と第1章で書いていたことを思い起こしてしまう。つまり、一九世紀に欧米諸国で行われた子宮摘出、卵巣摘出、性器切除は、病気を治すためではなく、女性に対する刑罰の一種であり、女性の行動を管理する道具であり、女性を支配しようとしてなされたという記述である。

性欲が強い、自己主張が強い、周囲の迷惑になる、社会に適応しないなどの理由から、「おとなしくさせる」ために女性の子宮を摘出するという当時の発想は、障害者への子宮摘出の発想と重なっていると感じるのは私だけだろうか。

そして、「障害者への子宮摘出」と、産婦人科医療における「患者への不必要な子宮摘出」は、まったく別の問題、次元の違うこととして、切り離すことはできるのだろうか。

「子宮は子どもを産むための臓器」「産み終わった子宮はとってもかまわない」という産婦人科医療における支配的な見方は、「女性は子どもを産むべき」という「常識」を大前提としている。

その「常識」は、人間あるいは生き物としての子孫繁栄の本能にも影響されているかもしれないが、それ以上に「女は子どもを産んで一人前」という女性観や、堕胎罪に象徴される「女は妊娠したら必ず産まなければいけない」という法律や制度によって形づくられたものである。

そして、この「常識」に裏打ちされながら、「産むと社会に迷惑になる」「母親になる資格がない」、したがって「産むべきではない」とされた女性は、子宮摘出や不妊手術を受けさせられる。日本において、ふたつの〈場面〉で起きてきた子宮摘出は、実は一続きの出来事なのではないだろうか。

ダラ・コスタは、性や出産にかかわる知恵をもつ女性が排除されてきた近代婦人科学と現代との「連続性」（本書四五ページ）を指摘している。それは助産婦の歴史を見ればわかるように、日本の近代化にもあてはまるが、さらに産婦人科医療と優生政策・優生思想との「連続性」を問題化する必要があると私は思う。これは、不妊治療という名目で進められている最先端の生殖補助医療においても、注意すべきことである。

なお、優生保護法のもとで「知的障害」と判定され、本人は同意していないのに、十七、八歳のときに病院に連れていかれ、不妊手術をされた女性、Bさんが、その不当性を訴えている。しかし、厚生労働省は「当時は合法だった」というばかりで、事実を調査することすらしていない。

優生保護法は障害者差別だとして、目的の「不良な子孫の出生を防止する」と「優生」という文字が削除され、一九九六年に母体保護法と名前が変わった。しかし、優生保護法のもとで、どのような人権侵害がなされたかの検証も、被害者への謝罪や補償も、まったくなされていない。まさに、「くさいものに蓋」という態度である。強制的な不妊手術や子宮摘出の問題については、

「優生手術に対する謝罪を求める会」が、コバルト照射されたAさん、不妊手術されたBさんの記録もふくめて本にまとめる予定なので、ぜひ参照してほしい（現代書館から刊行予定）。

子宮筋腫の手術に関しては、富士見産婦人科事件の影響もあって、インフォームド・コンセントなど患者の権利意識の高まりとともに、かなり改善されてきたと言えるだろう。その背景には、医療を利用する女性たちが力をつけ、体験者同士が支えあい、情報を交換し、医療側によりよい対応を求めてきたという経緯がある。現在では、子宮摘出手術以外の選択肢（漢方薬や鎮痛剤などで症状をやわらげる対症療法、一定期間だけホルモン薬を使って無月経にする偽閉経療法、位置や大きさによっては筋腫だけを取り出す核出手術）があるという知識を得たうえで、自分のからだの症状と人生計画を基準にして、治療法を選んでいくことも——まだまだ問題の多い病院もあるが——可能になってきた。

むしろ、「子宮をとらない」「お腹を切らない」という新しい治療法のメリットだけを掲げる病院や医師が増えている傾向もあるくらいだ（本書一三一ページの訳注6、7、10参照）。その意味では、ダラ・コスタが本書で告発しているような婦人科医療の実態と、日本のそれとはかなり違っているかもしれない。

しかし、イタリアでも日本でも、女たちが自ら声をあげて要求していかないかぎり、女性を無力な者とみなして保護者のようにふるまうパターナリズムや、さまざまな意味での暴力的な行為は、医療の場からなくならない。医療を利用する立場、サービスを提供する立場の両方において、女の視点を大切にした医療へと変えるために、力を発揮していくことが必要だ。

女たちが、医療の場で暴力を受けない社会を求めて、今後も世界各地で、あらゆる試行錯誤がなされていくだろう。

＊富士見産婦人科病院事件については、以下の本を参照してください。
『乱診乱療』富士見産婦人科病院被害者同盟編／晩聲社／一九八二年
『女の立場から医療を問う』中村智子著／田畑書店／一九八三年
『わすれない　富士見産婦人科病院事件』富士見産婦人科病院事件被害者同盟編／晩聲社／一九九〇年
また、子宮筋腫の症状や治療については、本書の訳注に出ている本のほかに、次の本も参考になります。
『子宮筋腫　子宮内膜症　子宮腺筋症――女性のからだ応援シリーズ２』
佐々木靜子、「子宮筋腫・内膜症体験者の会・たんぽぽ」著／双葉社／近刊予定

訳者あとがき

本書は、Mariarosa Dalla Costa（a cura di） Isterectomia. Il problema sociale di un abuso contro le donne, 2.ed., Milano, Franco Angeli, 1999 のほぼ全訳である。本書の第一版は、パドヴァ大学でダラ・コスタが主催したシンポジウムの記録として一九九八年に出版され、イタリアでは大きな反響をよんだ。「統計、証言、歴史、そして医師や心理学者といった専門家の報告により、（子宮摘出の）問題に余すところなくとりくんでいる」と評した『モンド・ソチアーレ』誌（一九九九年第六号）をはじめ、左翼系日刊紙『マニフェスト』から、『マリークレール』のような女性週刊誌まで、数々の新聞・雑誌に書評やダラ・コスタのインタビューが掲載されたのである[1]。本書は、第一版にサマリターニ医師の論文（第5章）、証言の一部（第6章に所収）、あとがきおよび巻末の手紙などを増補した第二版をテキストとし、第5章末に付された医学用語表と、あとがきの一部（ローマで開催された子宮摘出に関する会議の反響を賛同者名を列挙して論じた部分）を除くすべての部分を訳出した。翻訳分担は、第6章証言部分の大半を金丸美南子さんにお願いし、序文、第1章―第5章、第6章のルチーア・バッソ、マウリツィオ・ボルサット、ノルベルト・ペリン、ジュリアーナ・マレッリァの発言部分、あとがき以下を勝田が担当した。

編著者のダラ・コスタについては、すでに伊田久美子氏により、思想や運動の紹介、主な著作の翻訳が精力的に行われているが、簡単に触れておこう。

マリアローザ・ダラ・コスタは、一九七〇年代の世界的な女性運動の高まりのなかで、資本主義的生産様式における家事労働の生産性を主張した「マルクス主義フェミニスト」の一人として知られている。理論的性格の強い英国などの家事労働論争に比べ、彼女の主張は、家事労働の賃金化要求、本書でも触れられている医療制度の変革や中絶合法化の要求といった、イタリアの女性たちの実践的・政治的問題と深く結びついていた点に特徴があるといえるだろう。この一〇年ほどは、世界的なエコフェミニズムの議論に触発されつつ、開発による自然環境の破壊や第三世界に対する資本主義的収奪と女性の抑圧とを重ねて論じ、常にアクチュアルな問題提起をおこなっている。

だが、日本ではイタリア・フェミニズムの代表的存在とみなされているダラ・コスタであるが、彼女の著作や活動は、イタリアよりもむしろ日本において高い評価を受けているようにもみえる。現代のイタリア女性運動を論じた文献に、彼女の名はあまり登場しない。(2) また、運動の興隆期であった七〇年代についていえば、中絶法制定を最大のイシューとして展開された多様な運動の中心は、政治的党派とは一線を画して自己意識の変革から出発しようとした小グループであるとされ、家事労働への賃金要求についても、補足的に触れている程度である。(3)

しかし、ダラ・コスタの活動が、当初から国際的な広がりをもっていたことを想起すれば、イタリアにおいてはその真価が充分に理解されていないというべきかもしれない。家事労働に賃金を求める運動は、米国などでも展開され、その理論的基礎とされた彼女の論文「女性のパワーと社会の変革」(Potere femminile e sovversione sociale)は、少なくとも五ヵ国語に訳されている(4)。また、ダラ・コスタがイタリアにおいてはかなり早い時期から第三世界の問題に注目していたのも、彼女の先進性のあらわれといえるだろう。イタリアの女性運動が全体として第三世界の問題に目をむけはじめるのは、不法滞在者が増加し始めた一九九〇年以降のことである。

歴史や文化それ自体が多様な地域性をもつイタリアでは、現代の思想や運動も、またその研究も、国よりも地域を軸に展開される傾向があり、フェミニズムに関してもその全体的な見取り図を得ることは容易ではない。が、とくに一九八〇年代以降、七〇年代までの運動を「アメリカ型の平等主義=男性化」をめざした運動として批判し、リュース・イリガライをはじめとするフランス思想の影響下に、男性や、男性のつくりあげた女性のモデルとは異なる「女」としての思想や実践のありようを追求する傾向が強まっているようだ。こうした活動を現在もっとも活発に展開しているグループには、ミラノの「女の本屋」(libreria delle donne)、ローマの「ヴァージニア・ウルフ・センター」がある。ローマの運動の方が国内外の現実政治の問題にもより積極的に発言し、関与しているようにみえるが、いずれにしても、従来(の男性モデル)とは異なる政治や社会への参加の形と、それを基礎づける「女」としての主体や関係性のありようを、理論的・実践的に模索している(5)。

ダラ・コスタが本書で展開する「男性の」医学に対する手厳しい攻撃は、こうした、なかば内省的な「女性性」（femminilità）の追求とは、異質なものであろう。だが一方で、本書では、子宮の肉体的・象徴的役割がくりかえし強調され、子宮は、女性にとって他の器官にはない重要性をもつものとされている。たとえば米国の、性の多様なありようを理論づけようとする最近の議論に比べると、本書の主張も、男女の性差を前提とする点では先述のミラノやローマの運動に通じるともいえる。(6) 先進的なマルクス主義フェミニストというダラ・コスタのこれまでのイメージとは、多分にかけ離れた印象をもつ読者も多いのではないだろうか。

伊田久美子さんとダラ・コスタ自身からの勧めで翻訳を手がけることにはなったものの、訳者は当初、子宮筋腫という病気や、女性と医療の問題についてほとんど無知であった。『子宮摘出』という原著のタイトルから、まず「富士見産婦人科病院事件」を思い浮かべたが、それも過去の特異な事件という程度の認識しかなく、本書を訳すことの意義に対して確信が持てずにいた。そんな訳者に対し、評論家の近藤和子さんは、子宮の摘出は米国においても問題とされていること、日本のマスコミでは、子宮の病気がしばしば無神経にまた興味本位に論じられてしまうことなどを示唆して、本書の問題提起は重要であると励ましてくれた。本書に解説をよせてくださった大橋由香子さんも、近藤さんから紹介していただいた。女の体にかかわる様々な問題に理論的・実践的にとりくんでこられた大橋さんには、本書の理解を助ける数々の文献を教えていただくとともに、翻訳作業の全体にわたってアドヴァイスをいただくことができた。

それでも、翻訳を始めた当初は困惑の連続だった。西洋諸国における子宮摘出問題の深刻さには驚きを禁じ得なかったし、ダラ・コスタの熱意や証言者たちの体験には胸をうたれたけれど、それを魔女狩り以来の資本主義的収奪の延長上に位置づけようとするダラ・コスタの議論は、歴史の具体性や西洋社会の国家的・地域的多様性を無視した点で少々乱暴に思われた。そして何よりも、子宮の病気に対する医学の対応が、日本とイタリアではかなり異なるように思われたうえに、ダラ・コスタをはじめとする原著者たちが、子宮の存在を過剰に意味づけていることに言いようのない違和感を覚えたからである。それも、原著者との一般的な考え方の相違であれば、あとがきで訳者の見解を述べればすむことだろう。だが、本書では、女性にとっての子宮の存在意義が、摘出後の後遺症や、ホルモン分泌や、子宮頸部における性感帯の存在といった、医学的な「事実」と結びつけられている。その意味で、卵巣ではなく子宮のみの摘出は、女性の肉体にどのような影響を及ぼすのか、また、本書ではそれぞれ簡単にしか紹介されていない様々な手術法や治療法が、具体的にどのような場合には有効であり、どのような場合には効果がなかったり害の方が大きかったりするのか。翻訳の過程で、まず訳者自身がこうした多くの疑問を抱いたし、何より読者に対して、疑問を放置したまま出版したくはないと思った。しかし、こうした医学上の疑問を解消するには、専門家の助力がどうしても必要である。そこで、大橋さんにご相談し、富士見産婦人科病院事件を契機に女性と医療をめぐる様々な問題に発言しておられるという、佐々木静子医師（まつしま産婦人科・小児科病院理事長）の存在を教えていただいたのであった。

とはいえ、素人目に見ても医学的には日本での状況と相当に異なる内容の本に、専門家の助力を仰げるのだろうかという不安はぬぐいきれなかった。だから、秘書の方を通じてお手紙をお出しししたあとで、とりあえず訳稿を読んでいただけると知ったときにはほんとうにうれしかったし、その結果、協力をいただけるとのお返事をいただいたときには、信じられないくらいだった。

その後何度かお会いするなかで、佐々木医師は、「この本は、医学的には不充分な点も多いけれど、医学の男性中心主義は日本の問題でもあるのだ、だから、著者の情熱を救ってあげたい」という意味のことを言われた。そして、多忙をきわめるなかで、本書の訳文全てに目をとおされ、訳語をチェックし、訳者の質問にひとつひとつコメントをくださった。初歩的な事柄をお聞きしたり、理解が不充分なために、同じようなことを再度お尋ねしてしまったりすることもあったが、いつも丁寧に答えてくださった。もし本書の医療にかかわる記述に何かの間違いがあっても、それはすべて訳者の責任である。

こうした佐々木医師とのやりとりを通じて、訳者は、イタリアと日本で、そしてまた、同じ日本においても医師や医学書によって、子宮の病気への対応が相当に異なっていることを痛感した。そして、本書の読者にもこうした対応の違いを具体的に知ってもらうことで、女性が本当の意味での自己決定を行うにはどうあるべきか、それを日本の問題としても提起することができるように思った。ふり返ってみれば、それは、初めてお会いしたときに佐々木医師が言われたことでもあったのだが、そのときのお話の意味を、訳者は訳注を付す作業をとおして初めて理解することができたのだった。

法律にかかわる第2章、第4章の訳出も、別の意味で困難をきわめた。日本にはイタリア法の研究自体が多いとはいえず、医事法や医療訴訟の専門研究者はいない。また、理解の手がかりに日本での状況を調べようとしても、法律の素人にとっては日本語の専門書自体が敷居の高いものだった。そんななかに突破口を開いてくれたのが、なかば偶然に目にした、京都弁護士会・上杉晴一郎氏のホームページである。そこに掲載された一般市民向けの医療過誤の解説を読んだとき、暗闇に一条の光を見た思いがした。その後、上杉氏には、ホームページの意見ボードを通じて何度か初歩的な質問をし、そのつど丁寧なコメントをいただくことができた。こうして、まず日本の専門書に手を伸ばすことができるようになり、イタリアの事情についても国会図書館などの辞典類を参照して、法的な問題についても訳注を付すことにした。上杉氏には、第2章、第4章の訳文と訳注すべてに目を通していただき、多くの指摘を受けた。また、理解の前提となるイタリアの民法・刑法、および労働法上の基本的な用語や概念については、それぞれ、イタリア近現代史研究会の小谷眞男、大内伸哉両氏からアドヴァイスを得た。それでも、イタリアの事情については多くを訳者の判断で書くしかなく、間違いや不充分な点もあることと思う。お気づきの読者諸氏にご指摘をいただければ幸いである。

ところで、本書には「肉体の完全性」（integrità del corpo）という語がくり返し登場する。これは、厳密に法的な意味で用いられているとは限らないが、第1章の訳注6でも述べたように、イタリア民法第五条には integrità fisica（肉体的完全性）に関する規定がある。原著ではとくに説明されていないが、本書の内容にもかかわり、法的にも重要な規定なので多少付言しておこう。

まず、イタリア民法の第五条から第十条までは、いわゆる人格権に関する規定である。人格権とは「人格的属性を対象とし、その自由な発展のために第三者による侵害に対して保護されなければならない諸利益の総体」（五十嵐清『人格権論』一粒社、一九八七年、七頁）を包括する権利概念で、欧米でも、近代市民法の基礎である所有権や財産権とは別の概念として、とくに一九世紀以降に議論されるようになった。具体的には身体・生命・健康に関する権利、名誉の権利、氏名権、肖像権、プライバシー権などが相当する。イタリアでは、まず「共和国は個人としての、またその人格が発展する場としての社会組織においての人間の不可侵の権利を承認し保障する」とした憲法第二条で、人格的価値が法の本質をなす一般原則であることが確認され、民法では、身体保護の権利（第五条）、氏名権（第六―九条）、肖像権（第十条）が定められている。

先の訳注でも触れたように、現在、民法第五条は憲法第三十二条の健康の権利とのかかわりで、医療行為に対する同意の必要性を根拠づける規定となっている。すなわち、物理的な側面だけを問題にするなら、医療行為ですら「肉体的完全性の永久の損傷」となる場合が少なくないが、本人の同意があればその行為は正当とみなされる、というわけである。

だが、現民法制定時（一九四二年）に、旧民法にはなかったこの「自己の身体の処分行為」にかかわる規定が導入されたのは、身体に対する自己決定権の承認が主たる目的ではなかった。当時の法務大臣の報告書によれば、身体の処分行為の限界として「肉体的完全性の永久の損傷」を明示することで、自己の身体にかかわる「権利の濫用」を戒め、「社会と家庭に対する義務の遂行に不可欠の条件」としての「肉体的完全性」を守ろうとしたのだという（M. Pesante, Corpo umano (Atto di disposizione), in *Enciclopedia del diritto*, X, Milano, Giuffrè, 1962, p.659）。具体的には、たとえば、配偶者間の性的義務や兵役義務を忌避するような個人の態度を統制することに関心がむけられていた

(C.M. Mazzoni, Diritti della personalita, in M. Bessone (a cura di), *Istituzioni di diritto privato*, 7.ed., Torino, Giappichelli, 2000, p.115)。こうしたことから、民法第五条の現在の解釈（第1章訳注6）は、共和国憲法の制定（一九四八年）と社会情勢・社会意識の変化によって生じた、いわば後づけ的な解釈であるといえるだろう。第五条が制定された元々の意図は、「国力や血統の完全性といった公の秩序を理由に個人の完全性や健康を保護する」ために、「所有権の対象として、自己の身体に対する処分行為を一定程度保証する」ものにすぎなかった（M. Bessone e G. Ferrando, Persona fisica (dir. priv.), in *Enciclopedia del diritto, XXXIII*, Milano, Giuffrè, 1983, p.200）。だが、個人の人格的利益を尊重する現憲法の立場にたち、健康が個人の肉体的・精神的幸福の総体であるとすれば、健康であるためには「肉体的完全性」は保持されるばかりでなく、自己決定のもとに発展させられることも必要である。民法第五条の「価値論的理解」の必然性は、ここにあるのだろう。

ところで、現在でも、「肉体的完全性」に対する旧来の即物的な解釈が完全になくなったわけではないらしい。かつてイタリア刑法には、「男子または女子の身体に対して、その同意を得て、身体を生殖不能にすることに向けられた行為をした者」および「自己の身体に対して前項の行為をすることに同意した者」に対して六ヵ月以上二年以下の懲役または罰金を課すという、不妊手術の禁止規定があった（旧第五五二条）。一九七八年の中絶法制定により、これが堕胎罪に関する一連の規定とともに廃止されると、避妊目的の不妊手術を認めるか、それを民法第五条の「肉体的完全性の永久の損傷」とみて傷害罪を適用するかで、法学上の論争がおこったという。現在では、不妊手術もおおむね認められているようだが、ごく少数ではあるものの、傷害罪の適用を主張する判例や学説もある（M. D'Arrigo, Integrità fisica, in *Enciclopedia del diritto, Aggiornamento*, Milano, Giuffrè, 2000, p.721）。

こうしたことを考えると、同意のない子宮摘出に対する傷害罪の適用（第4章）という日本では考えられない厳しい対応も、本来は女性の自己決定権尊重を理由とするものではないような気がしてくる。そもそも、「生殖機能の喪失」（刑法第五八三条）が、傷害罪の加重情状となっているのはなぜなのだろう。現イタリア刑法は一九三〇年に制定されたもので、同じくファシズム政権下で制定された現民法に比べても当時の政権の全体主義的な意向が強く反映され、数度の部分的改正は経てもなお、人格の尊重を基礎とする共和国憲法との整合性は不充分だともいわれる。制定時の事情を詳しく見なければ明確なことは言えないが、カトリック的な規範や国家主義的な「産めよ殖やせよ」政策が、傷害罪の規定にも影響したのかもしれない。しかし、その一方で、そうした過去の事情はどうあれ、現状では、同意のない医療行為に対する医師の責任が刑法上も厳しく追及されるという点で、イタリアの事例は示唆的であると思われた(7)。

なお、小谷眞男氏によれば、フランスでも、一九九四年にいわゆる生命倫理法のひとつである法律第六五三号により民法典が改正された。新設された第一巻第一章第二節「肉体の尊厳」（Du respect du corps humain）には、「肉体の完全性」（intègrité du corps humain）に言及した条文（第一六条の三）がみられ、同条もまた、人格権の中核規定であるとともに、インフォームドコンセント法理の根拠条文となっている。

このように、本書の翻訳は紆余曲折をたどり、着手してから三年もかかってしまった。その間には、これまでに述べた以上に多くの人から助力を得た。原著者のダラ・コスタには、日本では入手しにくい法律の原文や医学用語の英伊対訳表、訳註に必要なイタリアの医療に関するデータなどを送ってもらった。医学の立場から女性にとっての子宮の存在意義をどう考えるかについては、丸本百合子医師（百合レディースクリニック院長）からも、電子メールを通じて指摘を受けた。語学的な問題については、同時通訳者でイタリア語講師のリッカルド・アマデイ氏に多くの指摘を受けた。第6章証言部分の訳については、イタリア近現代史研究会の阪上眞知子さんからも助言を得た。インパクト出版会の深田卓氏と永井迅さんには、校正のたびに訳文を大幅に変更し、相当なお手数をかけてしまった。こうして、困難な翻訳ではあったが、多くの方の助けによって、訳者自身が本書の提起する問題の大きさを認識することができた。本書をつうじて、より多くの人たちが女性と医療の問題に目を向けていただければ幸いである。

訳者を代表して　勝田由美

二〇〇二年九月

（1）Il paese delle donne（1998.10.3）；Il Manifesto（1999.2.23; 1999.5.9）；Il Tempo Medico（1999.6.2）；Il Gazzettino（1999.11.23）；Mondo Sociale（1999. N.6; 1999.N.11）；Marie Claire（1999. N.5）；Starbene（1999. N.9）など。これらの記事で、ダラ・コスタはしばしば「古参の女性運動闘士」（figura storica del femminismo）と評されている。また、Il paese delle donne の記事によれば、一九七三年六月、パドヴァで堕胎罪に問われた女性の支援運動（本書第1章を参照）を組織したのはダラ・コスタ自身であった。

（2）現代のイタリア・フェミニズムについて、イタリア語文献には、地域・組織・課題などを個別に扱ったものが目立ち、以下の英語文献が全体的に論じている。B. Beccari, The Modern Women's Movement in Italy, in M. Threlfall(ed.), *Mapping The Women's Movement*, London, Verso, 1996; J. Adler Hellman, *Journey's Among Women —Italian Feminism In Five Cities—*, N.Y., OUP., 1987; P. Bono & S. Kemp（ed.）, *Italian Feminist Thought —A Reader—*, Oxford, Blackwell, 1991.

イタリア人研究者ベッカーリの論文は、概説としてよくまとまっている。アドラー・ヘルマンの著書は、ミラノ、トリノといった北部の大都市だけでなく、カトリック組織の強い北部のヴェローナ、旧共産党組織の基盤であった北中部のレッジョ・エミーリア、組織や運動というもの自体がおよそ欠如した南部のカゼルタ、という小都市の運動もとりあげ、イタリア女性運動の地域的な差異や特徴を大変興味深く描いている。一方、本書第1章でダラ・コスタが言うところの「医療を我々の手に取り戻す」運動が、全国レベルで展開されていたこともがうかがえる。ボノとケンプの編著は、ミラノ、ローマといった大都市を中心に、一九六〇年代後半以降の様々な女性運動組織の機関誌やパンフレットから主な文章を収録し、解説を付した資料集。これらのいずれにもダラ・コスタの名は登場せず、家事労働の賃金化要求についても、扱いが小さいうえに、明確に位置づけられていない。

（3）米国の consciousness raising（意識昂揚）に相当する女性の意識変革運動は、イタリアでは、autocoscienza（自己意識）と呼ばれ、女性の差異性と自律性の表現という意味が込められているという（Bono & Kemp, op.cit., p.11）。

（4）邦訳は英語版からのもので、エリ・ザレツキほか『資本主義・家族・個人生活』（グループ 7221 訳、亜紀書房、一九八〇年）所収。

（5）ミラノ、ローマの運動の代表的論者の著書として、それぞれ次のものをあげておく。L. Cigarini, *Il politica del desideglio*, Milano, Tartaruga, 1997; A. Bocchetti, *Cosa vuole una donna*, Milano, Tartaruga, 1996. ボッケッティは、ヴァージニア・ウルフ・センターの代表を務める。

（6）イタリア社会におけるジェンダーのありようについては、宇田川妙子氏の興味深い論考がある。『「女」の表象としての聖母――イタリア社会のジェンダー概念再考に向けて――」阿部年春ほか『民族文化の世界（上）――儀礼と伝承の民族誌――』小学館、一九九〇年；「ジェンダーからセクシュアリティへ――イタリアの性に関する考察の試み――」『民族学研究』第五七巻第四号、一九九三年；「イタリアの女性――その『強さ』はどこからくるのか――」綾部恒雄『女の民族誌』二、弘文堂、一九九七年。

（7）このあとがきを書くにあたり、本文にあげたもののほかに以下の文献を参照した。斉藤博『人格価値の保護と民法』一粒社、一九八六年；*Enciclopedia del diritto*, 2ed., Milano, Garzanti, 2001; D. Messinetti, Personalita(diritti della), in *Enciclopedia del diritto*, *XXXIII*, Milano, Giuffrè, 1983; T. Padovani, Sterilizzazione, in *Enciclopedia del diritto*, *XLIII*, Milano, Giuffrè, 1990.

また、このあとがき、および訳註に引用したイタリア法の訳文については、以下の文献を参照した。井口文男訳「イタリア共和国憲法」樋口陽一・吉田善明編『解説世界憲法集』三省堂、一九八八年；風間鶴寿訳『全訳イタリア民法典――民法、商法、労働法――』法律文化社、一九七四年；森下忠訳『イタリア刑法典（法務資料第四三二号）』法務大臣官房司法法制調査部、一九七七年；横山潔訳『イタリア刑法典』国立国会図書館調査立法考査局、一九七九年。

執筆者略歴

マリアローザ・ダラ・コスタ（Mariarosa DALLA COSTA）

パドヴァ大学政治学部で政治社会学を講義。同大学の人権擁護制度技術専攻科で女性学の講義も担当する。一九七〇年代より、現代資本主義における女性の状況分析に理論的・実践的に取り組む。最近は、土地と肉体の政治的収奪に対する人間の再生産の問題をとりあげており、本書で子宮摘出の問題を扱ったのもその延長線上にある。すでに邦訳として伊藤公雄・伊田久美子共訳『家事労働に賃金を——フェミニズムの新たな展望』（一九八六年、インパクト出版会）、伊田久美子監訳『約束された発展?——国際債務政策と第三世界の女たち』（＝編著、一九九五年、インパクト出版会）などがある。

ジュゼッペ・ペリッロ（Giuseppe PERILLO）

ヴェネツィア高等裁判所判事。医師をはじめとする知的専門職の職業活動における民事責任問題に関する係争に関与してきた。

ダリア・ミヌッチ（Daria MINUCCI）

パドヴァ大学医学部婦人科腫瘍医長。一九七三年に同大学で初めて子宮頸部ガン診断のための技術講座を開講。一九八七年には、外科系卒業者を対象に子宮頸部および膣・外陰部の病気に関する初の専修コースを設置し、現在もこれを指導する。妊娠・出産時の体の状況や婦人病腫瘍の予防に関する論文多数。

パオロ・ベンチョリーニ（Paolo BENCIOLINI）

パドヴァ大学医学部で法医学を講義。同大学の人権擁護制度技術専攻科で生命倫理の講義も担当する。生命倫理国民会議委員。

リッカルド・サマリターニ（Riccardo SAMARITANI）

サン・カルロ・ディ・ナンシー病院（ローマ）産婦人科医師。第三世界の医療問題への関心から、一九八九年にセネガルの病院に勤務。もともと子宮の保存療法に積極的で、現在は、婦人病ガン患者がよりよい生活を送るための緩和療法に取り組み、ローマの精神療法センターでも活動している。

〔訳者〕
勝田由美（かつた　ゆみ）
1963年東京生まれ、工学院大学教員
主要論文「イタリア女性運動のパイオニア、アンナ・マリア・モッツォーニ」（『日伊文化研究』第31号）、「19世紀初頭から20世紀初頭のイタリア女性運動」（『一橋論叢』第110巻第４号）、「イタリアにおける女性労働者の保護立法」（『イタリア学会誌』第43号）

金丸美南子（かなまる　みなこ）
東京生まれ
現在、イタリア映画の字幕作成をはじめ、数々の英語・伊語の翻訳を手がける。

〔解説〕
大橋由香子（おおはし　ゆかこ）
フリーランス編集者＆ライター。「SOSHIREN 私（わたし）のからだから」メンバー。著書『ニンプ・サンプ・ハハハの日々』（社会評論社）、『からだの気持ちをきいてみよう—女子高生のための性とからだの本』（ユック舎）、『キャリア出産という選択——35歳からの妊娠・出産を応援する』（双葉社）他。

〔協力〕
佐々木靜子（ささき　しずこ）
まつしま産婦人科小児科病院理事長
共著『どうする子宮筋腫』女のからだと医療を考える会（オリジン出版センター）、『どうする更年期』日本婦人会議（オリジン出版センター）、『子宮筋腫　子宮内膜症　子宮腺筋症——女性のからだ応援シリーズ２』子宮筋腫・内膜症体験者の会・たんぽぽ（双葉社、近刊）

医学の暴力にさらされる女たち
イタリアにおける子宮摘出
2002年11月30日　第１刷発行
編著者　マリアローザ・ダラ・コスタ
訳　者　勝田　由美
　　　　金丸美南子
発行人　深　田　　卓
装幀者　田邊恵里香
発　行　㈱インパクト出版会
東京都文京区本郷 2-5-11 服部ビル2F
Tel 03-3818-7576 Fax 03-3818-8676
E-mail：impact @ jca. apc. org
URL：http : www. jca. apc. org /˜impact /
郵便振替　00110-9-83148

印刷・製本　シナノ

グローバル化と女性への暴力 市場から戦場まで

松井やより著　2200円+税

ピープルズ・プラン研究所監修―ＰＰブックス④／経済のグローバル化が世界中を覆いつくし、貧富の格差を拡げ、生命さえ脅かしている今、最も犠牲を強いられているのは「女性」である。その実態を明らかにし、各国地域の女性たちとともに歩み続ける松井やよりのレポート。

天皇制・「慰安婦」・フェミニズム

鈴木裕子著　2000円+税

女性天皇で男女平等ってホント!?　隠されていた天皇・天皇制の罪を「慰安婦」問題を問う視点からいまここに炙り出す。「市民としての批判や抵抗精神を抜き取られての、『共同参画』への安易な相乗りは、いつ戦争への『共同参画』へと転化させられるか、わかりません」（本書あとがきより）

サバイバー・フェミニズム

高橋りりす著　1700円+税

「性被害暴力にあったら勇気を出して裁判で闘いましょう」―そう簡単に言ってしまえるすべての人へ。一人芝居『私は生き残った』を全国各地で上演し、深い感動を呼んでいる高橋りりすの初のエッセイ集。

京大・矢野事件 キャンパス・セクハラ裁判の問うたもの

小野和子編著・2000円+税

学問的な権威と大学内の地位を背景に、学生や女性職員、女性研究者を襲うキャンパス・セクハラ。隠微な形で蔓延するキャンパス・セクハラの実態を、初めて白日の下に晒した矢野元京大教授セクハラ裁判の記録。

職場の「常識」が変わる 福岡セクシュアルハラスメント裁判

職場での性的いやがらせと闘う裁判を支援する会編著　1942円+税

1992年4月16日、福岡セクシュアル・ハラスメント裁判は全面勝訴し、以降のセクハラ裁判への道を切り開いた。原告女性の手記、支援する会のドキュメント、弁護士、法学者、労働行政の各側面からこの本格的セクハラ裁判の意味と判決の意義を立体的に描き出したセクハラ問題の決定版。

家事労働に賃金を　フェミニズムの新たな展望

マリアローザ・ダラ・コスタ著　伊田久美子・伊藤公雄訳　2000円+税
「労働の拒否」という戦略に結合した家事労働賃金化闘争の提唱者、ダラ・コスタの初の自選論集。家族・社会運動・福祉政策・移民問題・人口問題、強姦法案などへの女の視点からのアプローチ。

愛の労働

ジョバンナ・フランカ・ダラ・コスタ著　伊田久美子訳　1825円+税
マリアローザ・ダラ・コスタとフランカ・ダラ・コスタはイタリアの果敢なフェミニスト姉妹。姉は家事労働の、妹は愛という名の性の暴力の秘密を赤裸々にあばきだした。性と暴力の関係、結婚の中の強姦、売春とレズビアニズムがどうして男に対する闘いになるのか……が明快に解かれる―（上野千鶴子）

約束された発展？　国際債務政策と第三世界の女たち

M&G・F・ダラ・コスタ編著
伊田久美子・小倉利丸・古久保さくら・武内旬子訳　2000円+税
世界銀行とＩＭＦ国際通貨基金が第三世界に課した構造調整政策は女性達にどのような影響を与えたか。再生産の領域から開発問題を分析するフェミニズムの最先端。

女に向かって　中国女性学をひらく

李小江著　秋山洋子訳　2000円+税
国家に与せず自らの生活実感を基盤に「女に向かう」ことを提唱し続ける現代中国女性学の開拓者・李小江の同時代史。

リブ私史ノート　女たちの時代から

秋山洋子著　1942円+税
あの時代、ことばはいのちを持っていた！　かつてあれほど中傷、偏見、嘲笑を受け、しかも痛快で、生き生きとした女の運動があっただろうか。「ウルフの会」の一員として、日本ウーマンリブの時代を駆け抜けた一女性の同時代史。リブ資料多数収載。